Best of Pflege

Mit „Best of Pflege" zeichnet Springer die besten Masterarbeiten und Dissertationen aus dem Bereich Pflege aus. Inhalte aus den etablierten Bereichen der Pflegewissenschaft, Pflegepädagogik, Pflegemanagement oder aus neuen Studienfeldern wie Health Care oder Ambient Assisted Living finden hier eine geeignete Plattform. Die mit Bestnote ausgezeichneten Arbeiten wurden durch Gutachter empfohlen und behandeln aktuelle Themen rund um den Bereich Pflege.
Die Reihe wendet sich an Praktiker und Wissenschaftler gleichermaßen und soll insbesondere auch Nachwuchswissenschaftlern Orientierung geben.

Weitere Bände in der Reihe http://www.springer.com/series/13848

Joachim Graf

Pflegequalität in der ambulanten und stationären Altenpflege

Erhebung in der Grenzregion Lörrach – Basel

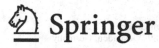

Joachim Graf
Tübingen, Deutschland

Best of Pflege
ISBN 978-3-658-20008-4   ISBN 978-3-658-20009-1   (eBook)
https://doi.org/10.1007/978-3-658-20009-1

Die Deutsche Nationalbibliothek verzeichnet diese Publikation in der Deutschen National-
bibliografie; detaillierte bibliografische Daten sind im Internet über http://dnb.d-nb.de abrufbar.

Gedruckt auf säurefreiem und chlorfrei gebleichtem Papier

Springer ist Teil von Springer Nature
Die eingetragene Gesellschaft ist Springer Fachmedien Wiesbaden GmbH
Die Anschrift der Gesellschaft ist: Abraham-Lincoln-Str. 46, 65189 Wiesbaden, Germany

Ut medicina valetudinis, navigationis gubernatio, sic vivendi ars est prudentia!

(Cicero)

Vorwort

Die Bedeutung der Langzeitpflege als „gesamtgesellschaftliche Aufgabe" ist aufgrund der demographischen Entwicklungen im Zunehmen begriffen und zwar nicht nur in Deutschland, sondern in fast allen europäischen Staaten in freilich unterschiedlicher Intensität. Bisher bleibt offen, wie die unterschiedlichen Pflegesysteme auf die Herausforderungen im Rahmen der Qualitätssicherung reagieren, im Kontext des Primats, die bisherige Qualität aufrechterhalten bzw. erhöhen zu wollen, wofür jedoch zunächst eine möglichst objektive Messung der Pflegequalität notwendig ist. Ziel der Arbeit ist es vor diesem Hintergrund, anhand einer empirischen Untersuchung zu analysieren, wie sich das einrichtungsbezogene Qualitätsmanagement in ambulanten und stationären Pflegeinstitutionen in der deutsch-Schweizer Grenzregion im Kontext der jeweils zugrundeliegenden Pflege(qualitäts)systeme gestaltet. Die dem Werk zugrundeliegende Studie war dabei eingebettet in das dreijährige Forschungsprojekt *Pflege und Pflegebedürftigkeit als gesamtgesellschaftliche Aufgabe – Wo tickt die Uhr?* das von den Universitäten Tübingen (unter Leitung von Prof. Dr. Elisabeth Simoes) und Trier (unter Leitung von Prof. Dr. Ralf Münnich) in Zusammenarbeit mit den Gesundheitsdepartments Basel-Stadt und Basel-Landschaft sowie dem Landkreis Lörrach zwischen 2012 und 2015 durchgeführt wurde.[1] Ziel des Forschungsprojektes war es, ein Modell zur Ausgestaltung von grenzüberschreitenden Pflegearrangements unter Berücksichtigung des Ist-Zustandes der Verbundpflege zu entwickeln, das sich insbesondere an den spezifischen Bedarfen der Betroffenen (also sowohl der Pflegebedürftigen als auch der pflegenden Angehörigen) orientiert. Das Projekt sollte damit dem Grundsatz *Wissenschaft für die Praxis* folgend Erkenntnisse *aus der Region* gewinnen, wie die zu erwartende Pflegeherausforderung in Wahrnehmung einer gesamtgesellschaftlichen Verantwortung gelöst werden kann.

Vorliegendes Buch setzt sich dabei mit den gesetzlichen und sozialen Rahmenbedingungen auseinander, da Unterschiede im Pflegeverständnis, im zugrundeliegenden Pflege(qualitäts-)system und der Interpretation dessen, was unter guter Pflege zu verstehen ist, wesentlich die Gestaltung der Pflegearrangements determinieren. Erstmalig wurde dabei versucht, Unterschiede bei den rechtlichen Vorgaben und damit verbunden den Grad der Umsetzung derselben bezogen auf das einrichtungsbezogene Qualitätsmanagement durch eine Befragung

---

[1] Vgl. Simoes E, Münnich RT, Ueding E, Kühn A, Graf J, Krause J, Sokolov A, Mohr S, Brucker SY. Pflege und Pflegebedürftigkeit als gesamtgesellschaftliche Aufgabe. Schriften zur grenz-überschreitenden Zusammenarbeit. Band 12. Zürich/ St. Gallen: Dike Verlag und Baden-Baden: Nomos Verlag 2016.

von ambulanten und stationären Pflegeinstitutionen im Landkreis Lörrach und den beiden Kantonen Basel-Stadt und Basel-Landschaft zu identifizieren. Die Notwendigkeit einer grenzüberschreitenden Erhebung ergab sich dabei aus dem bestehenden Mangel entsprechender Untersuchungen, da bisher keine Vergleichsstudien zur Versorgungsqualität, zur Qualitätsdarlegung und zu den Qualitätsvorgaben vorliegen.

Aufgrund des interdisziplinären Ansatzes ist das Buch, das vom Autor auch als Masterarbeit im Weiterbindungsstudiengang Public Health an der Heinrich-Heine-Universität Düsseldorf eingereicht wurde, sowohl für Forschende und Studierende im Bereich Versorgungsforschung von Relevanz, als auch für (angehende) Gesundheitswissenschaftler_innen, Pflegewissenschaftler_innen und Gesundheitsökonomen von Interesse, insbesondere bei der Auseinandersetzung mit der Thematik Qualitätsmanagement in Gesundheitsinstitutionen, sowie für Sozialwissenschaftler_innen, die sich für den bisher von der Literatur nur unzureichend berücksichtigten Systemvergleich von Pflege- und Pflegequalitätssystemen interessieren.

Zu wünschen bleibt, dass vorliegendes Werk dazu beitragen kann, die Sensibilisierung für den zu erwartenden „Pflegenotstand" zu erhöhen und eine notwendige akademische (und politische!) Diskussion zu den Thematiken „Pflege(qualitäts)systeme im Vergleich" und „grenzüberschreitende Vergleichsuntersuchungen zur Pflegequalität und zu Qualitätsvorgaben" anzustoßen, um damit einen Beitrag zur Bewältigung der Herausforderungen zu leisten, die sich aus der steigenden Anzahl an Pflegebedürftigen ergeben.

Abschließend sei an dieser Stelle noch all jenen gedankt, die durch ihre fachliche und persönliche Unterstützung zum Gelingen dieser Arbeit beigetragen haben. Zunächst danke ich meiner Partnerin *Patricia* und meinem Sohn *Marius*, die mich immer unterstützt haben, bereit waren, mich zu entbehren, wenn ich studienbedingt in Düsseldorf verweilte und mir den Rücken freihielten. Weiterhin sei an dieser Stelle *meinen Eltern* aufs Herzlichste gedankt, die mich in der Entscheidung, erneut im Rahmen eines berufsbegleitenden Studiums zu studieren, immer unterstützt haben, sowie meinen *Freunden* („die Familie, die man sich aussuchen kann"). Mein Dank gebührt ferner Herrn *Prof. Dr. Johannes Siegrist* für die Übernahme der Co-Betreuung der vorliegenden Arbeit, sowie Frau *Prof. Dr. Andrea Icks*, Herrn *Prof. Dr. Nico Dragano* und Frau *Szilvia Jancso-Papoutsis* für die Organisation des Weiterbildungsstudiengangs „Master of Science" Public Health der Heinrich-Heine-Universität Düsseldorf. Insbesondere der Studiengangskoordinatorin *Judith Seemke, Dipl.-Päd.* bin ich zu großem Dank verpflichtet, die stets ein offenes Ohr für die Sorgen der Studierenden hatte und für mich stets individuelle Lösungen entwickelte, wenn es für mich schwierig war, meine berufliche Tätigkeit in Tübingen und die Präsenzphasen in Düsseldorf unter einen Hut zu bringen. Danken möchte ich weiterhin Herrn *Prof. Dr. Diethelm Wallwiener* und Frau *Prof. Dr. Sara Brucker* des Departments für Frauengesundheit des Universitätsklinikums Tübingen, die als meine Vorgesetzten meine Studienentscheidung stets unterstützt, mir flexible Arbeitszeitmodelle generiert und mir damit das berufsbegleitende Studium (und damit auch die vorliegende Masterarbeit) erst ermöglicht haben. Darüber hinaus möchte ich meinen Dank dem Regierungspräsidium Lörrach (namentlich *Herrn Dr. Müller*) und den Gesundheitsdepartements Basel-Stadt (namentlich *Herrn Dürrenberger*) und Basel-Landschaft (namentlich *Frau Reichenstein*) aussprechen, welche die zugrundeliegende Befragung zum einrichtungsbezogenen Qualitätsmanagement ermöglicht und unterstützt haben, sowie den einzelnen Pflegeinstitutionen in beiden Pflegeregionen, welche sich die Mühe machten, den Fragebogen gewissenhaft auszufüllen. Vor allem danke ich aber Frau *Prof. Dr. Elisabeth Simoes*, die nicht nur die vorliegende Arbeit als Hauptberichterstatterin betreute, sondern mich auch seit Jahren als Vorgesetzte und als Mentorin gefördert sowie in jedweder Weise unterstützt hat und damit wesentlichen Anteil an der erfolgreichen Absolvierung des Studiengangs Public Health trägt. Ohne sie wäre ich heute nicht da, wo ich jetzt stehe, wofür ich ihr sehr dankbar bin, auch, weil sie in mir einst das Interesse für die Disziplinen Versorgungsforschung, Public Health und Sozialmedizin geweckt hat.

Tübingen, im September 2017   Joachim Graf, M.A., M.Sc.

Inhaltsverzeichnis

X

Abbildungsverzeichnis

Tabellenverzeichnis

Abkürzungsverzeichnis

AHV	Alters- und Hinterlassenenversicherung
AHVG	Alters- und Hinterlassenenversicherungsgesetz
ALG	Arbeitslosengeld
AQUA	Institut für angewandte Qualitätsförderung und Forschung im Gesundheitswesen GmbH
BAP	Verband gemeinnütziger Baselbieter Alters- und Pflegeheime
BBG	Beitragsbemessungsgrenze
BFS	Bundesamt für Statistik
BIP	Bruttoinlandsprodukt
DALY	Disability-adjusted life years
ENP	European Nursing Care Pathway
G-BE Bund	Gesundheitsberichterstattung des Bundes
GDP	Gross Domestic Product
GeBPA	Gesetz über die Betreuung und Pflege im Alter
GesG	Gesundheitsgesetz
GKV	Gesetzliche Krankenversicherung
GSA	Gemeinschaft Solothurnischer Alters- und Pflegeheime
IV	Invalidenversicherung
JAEG	Jahresarbeitsentgeltgrenze
KUVG	Kranken- und Unfallversicherungsgesetz
KV	Krankenversicherung
KVAG	Krankenversicherungsaufsichtsgesetz
KVG	Krankenversicherungsgesetz
KVV	Verordnung über die Krankenversicherung
LTC	Long Term Care
MDK (Deutschland)	Medizinischer Dienst der Krankenversicherung
MDK (Schweiz)	Militärdienstkasse
MDS	Medizinischer Dienst des Spitzenverbandes Bund der Krankenkassen e.V.
NHS	National Health Service
OECD	Organization for Economic Cooperation and Development
PDCA	Plan-do-check-act
PKV	Private Krankenversicherung
QM	Qualitätsmanagement
RAI	Resident Assessment Instrument

RKI	Robert-Koch-Institut
SGB	Sozialgesetzbuch
Spitex	Spitalexterne Hilfe und Pflege
SSR	Schweizer Seniorenrat
SVA	Sozialversicherungsanstalt
VAP	Verband der gemeinnützigen Basler Alters- und Pflegeheime
VBLG	Verband Basellandschaftlicher Gemeinden
VDK	Verband der Kriegsbeschädigten, Kriegshinterbliebenen und Sozial-rentner Deutschlands
VDEK	Verband der Ersatzkassen e.V.

In vorliegender Arbeit wurde einheitlich eine gender-gerechte Sprache genutzt, um Männer und Frauen gleichermaßen zu repräsentieren (z.B. *Patientinnen und Patienten*). Immer dann, wenn (bei zusammengesetzten Termini) die Angleichung den Sinn oder die grammatikalisch korrekte Form entfremdet hätte, wurde hingegen die jeweils übliche (zumeist männliche) Form verwendet, wobei jedoch ebenfalls stets beide Geschlechter angesprochen sind (z.B. *Patientenvertreter* anstatt *Patient_innen-Vertreter_innen* oder *patientenorientiert* statt *patient_innen-orientiert*).

Zusammenfassung

Die Bedeutung der Langzeitpflege als „gesamtgesellschaftliche Aufgabe" ist aufgrund der demographischen Entwicklungen europaweit im Zunehmen begriffen, allerorten wird bis zum Jahre 2030 von einer Erhöhung der Pflegequote ausgegangen. Der daraus resultierenden wachsenden Bedeutung einer effizienten Langzeitpflege, eingebettet in das zugrundeliegende System der sozialen Sicherung, steht jedoch eine zunehmende Ressourcenknappheit gegenüber. Bisher bleibt offen, wie die unterschiedlichen Pflegesysteme auf die Herausforderungen im Rahmen der Qualitätssicherung reagieren. Grundsätzlich dient der Begriff der Pflegequalität (der erst spät Eingang in die Langzeitpflege fand, auch, weil sich sozialrechtlich eine separate Absicherung gegen das Risiko der Pflegebedürftigkeit erst in den letzten Jahrzehnten entwickelte) dazu, den Erreichungsgrad vorab festgelegter Ziele zu messen, und diese im Rahmen von strukturierten Qualitätsmanagement-Prozessen weiterzuentwickeln. Ziel der vorliegenden Masterarbeit ist es vor diesem Hintergrund, anhand einer empirischen Untersuchung zu analysieren, wie sich das einrichtungsbezogene Qualitätsmanagement in ambulanten und stationären Pflegeinstitutionen in der deutsch-Schweizer Grenzregion (Lörrach-Basel) im Kontext der unterschiedlichen zugrundeliegenden Pflege(qualitäts)systeme gestaltet. Konkret sollen zunächst die Vorgaben der zugrundeliegenden Sozialsysteme (zunächst auf definitorischer Ebene dann durch Gegenüberstellung der rechtlichen Besonderheiten) in Deutschland und der Schweiz dargestellt werden, um anschließend die Ergebnisse der grenzüberschreitenden Befragung zum einrichtungsbezogene Qualitätsmanagement im Kontext der sozialrechtlichen und normativen Vorgaben zu interpretieren. Methodisch war die Studie als Vollerhebung geplant, da der aus 64 Fragen bestehende Fragebogen an alle bestehenden Pflegeeinrichtungen im Landkreis Lörrach und in den Kantonen Basel-Stadt und Basel-Landschaft versendet wurde. Die Ergebnisse weisen auf die hohe Bedeutung der Pflegequalität in den einzelnen Einrichtungen hin, wobei z.t. deutliche Nuancierungen zwischen deutschen und schweizerischen, ambulanten und stationären sowie ländlichen und städtischen Einrichtungen ersichtlich waren. Unterschiedliche Schwerpunktsetzungen ließen sich dabei durch differierende Vorgaben der Pflegesysteme erklären, wobei beidseits der Grenze zum Zeitpunkt der Datenerhebung nicht immer eine vollständige Zielerreichung bestand. Auch weil hauptsächlich die Prozess- und die Strukturqualität fokussiert wurden, lassen sich aus den Ergebnissen jedoch nur begrenzt Rückschlüsse auf die Ergebnisqualität ableiten.

1. Einleitung

1.1 Hintergrund: Qualität in der Pflege

Aufgrund analoger gesellschaftlicher Entwicklungen stehen die sozialen Sicherungssysteme Europas (freilich in unterschiedlicher Intensität) vor enormen Herausforderungen, wobei insbesondere die Kranken- und Pflegesysteme in den Fokus öffentlicher Diskurse geraten: Aufgrund des demographischen Wandels mit einer zunehmenden *Überalterung* der Gesellschaft durch eine steigende Lebenserwartung, bei gleichzeitig geringerer Geburtenrate in den nachfolgenden Generationen, steigt der Anteil an Personen (und zwar im relativen als auch im absoluten Vergleich), die auf *Dauer* (akut-)medizinischer und pflegerischer Maßnahmen bedürfen (Blinkert und Klie, 2004). Damit erhöht sich zugleich der Bedarf nach professionellen pflegerischen Dienstleistungen, auch weil sich (neben den demographischen Veränderungen) zunehmend eine Erosion des traditionellen Familienmodells zeigt (manifestiert u.a. durch die wachsende Anzahl an Einpersonenhaushalten). Einer wachsenden Anzahl an Pflegebedürftigen steht dabei möglicherweise auch eine sinkende Bereitschaft zur Übernahme familiärer Pflegemaßnahmen gegenüber.

Auch in Deutschland und in der Schweiz ist seit einigen Jahren der Trend einer demographiebedingten, kontinuierlichen Zunahme an pflegebedürftigen Personen zu beobachten, der sich in den nächsten Jahren prognostisch noch weiter verschärfen wird (Statistisches Bundesamt, 2008; Nowossadeck 2013; Bundesamt für Statistik 2010; Höpflinger 2013). Mit dem Anstieg an Pflegebedürftigen verbunden zeigt sich ein steigender Bedarf an professionellen Pflegekräften und an Pflegeinstitutionen, wobei unklar bleibt, wie die steigenden Kosten finanziert werden können: Würden sämtliche Pflegeleistungen von Professionellen übernommen werden, müsste in Deutschland der Beitrag für die gesetzliche Pflegeversicherung bis zum Jahre 2030 auf 4,5 Prozent ansteigen, um allein die Lohnkosten der dann benötigten Pflegenden in Höhe von ca. 75 Milliarden Euro decken zu können, so die Schätzung des Sozialverbandes VDK (2013). Da ein Großteil der Pflegebedürftigen im familiären Setting versorgt wird, ergibt sich ferner ein wachsender Handlungsauftrag an den Gesetzgeber, unbürokratische Lösungsansätze zur Verbesserung der Vereinbarkeit von Beruf und Pflegeverantwortung zu entwickeln – insbesondere von Frauen, die in Deutschland und in der Schweiz gleichermaßen einen Großteil der familiären Pflegeleistungen erbringen (Simoes, 2013; Simoes et al. 2014).

Der zunehmende Bedeutungszuwachs der Langzeitpflege ist aber nicht nur rein quantitativ, sondern auch in qualitativer Perspektive von Bedeutung, ist doch insbesondere von Relevanz, wie die bisherige Pflegequalität trotz der genannten demographischen Herausforderungen aufrechterhalten bzw. optimiert werden kann (z.B. RKI, 2015). Der Begriff der Pflegequalität ist dabei bis heute nicht eindeutig und verbindlich definiert, vielmehr bestehen verschiedene Ansätze, was die vergleichende Messung der Qualität von Pflegemaßnahmen erschwert. International dominieren die beiden Definitionen *„Qualität ist der Grad der Übereinstimmung zwischen den Zielen des Gesundheitswesens und der wirklich geleisteten Pflege"* und *„Qualität ist der Grad des erreichten Erfolgs in der Pflege, der mit verantwortlichem Gebrauch von Mitteln und Leistungen erreicht wird"* (Herold, 2011).

Der Begriff der Pflegequalität (oder generalisiert: der Ausdruck Qualität von Gesundheitsdienstleistungen) fungiert als ein soziologischer, im Kern höchst politisierter und normativer Terminus, da die Qualität den Interessen aller mit der Pflege bzw. der Gesundheitsdienstleistung verbundenen Akteursgruppen [bestehend u.a. aus dem Gesetzgeber, den Leistungserbringern (also Pflegende, Ärztinnen und Ärzte, Therapeutinnen und Therapeuten), den Kostenträgern (in Deutschland v.a. die Pflegeversicherung) und den Betroffenen selbst (Pflegebedürftige und (pflegende) Angehörige)] gerecht werden muss. Der Ausdruck der *Qualität* bezeichnet also ein in Machtdiskursen entstandenes, dem stetigen Wandel unterworfenes Konstrukt, das zwischen den beteiligten Interessengruppen formal ausgehandelt wurde und diskursiv (sowohl definitorisch als auch rein funktionell) durchgängig reproduziert wird (Ovretveit, 1997; Küpers, 2001). Die begriffliche Dimension der *Qualität im Gesundheitswesen* (ergo der *Versorgungsqualität*) ist also gesellschaftlich konstruiert und somit (in Relation zum Wandel des Stellenwertes, welcher dem Alter, sowie der Versorgung von alten Menschen zugebilligt wird) Änderungen unterworfen (Ovretveit, 1997; Küpers, 2001; Brantl et al. 2009; Wurm et al. 2013).

Die Versorgungs*qualität* fand in den 1990er Jahren Eingang in die europäischen Versorgungssysteme, zunächst jedoch noch nicht auf die Langzeitpflege bezogen. Nachdem sie zunächst lediglich als *Managed Care*-Instrument diente, reflektierte der Begriff im zunehmendem Maße die Perspektiven der beteiligten Akteure hinsichtlich der Frage, *welche Leistungen* in den verschiedenen Dimensionen der Versorgung selbst erwartet und (mittels der zur Verfügung stehenden Ressourcen) wie geleistet werden können (Ovretveit, 1997; Wu und Johansen, 1999; Marjoua und Bozic, 2012). Dabei setzte sich zunehmend die Auffassung durch, dass sich die Qualität der Versorgung (und damit auch die Qualität der Pflege) mittels Methoden und Instrumenten des Qualitätsmanagements messen und optimieren ließe (Wu und Johansen, 1999; Marjoua und Bozic, 2012; Colton, 2000; Komashie et al. 2006).

Im Gesundheitswesen wurde der Qualitätsbegriff (der eigentlich der Industrie entstammt) dabei zunächst im Akutsektor eingeführt und diente insbesondere der Überprüfung der ärztlichen/ (akut-)medizinischen und akut-pflegerischen Leistungen. Die Qualitätsentwicklung im Gesundheitswesen ist dabei eng mit dem Namen Avedis Donabedian (1919-2000) verknüpft, der die Qualität der Akutversorgung als *„Übereinstimmung zwischen der tatsächlichen Versorgung und zuvor formulierten Kriterien"* definierte (Donabedian, 1977; zitiert nach Uhl,

2

2008, S. 11; Donabedian, 1993). In Deutschland bahnte sich die Überprüfung der definitorisch damals noch festzulegenden Versorgungsqualität bereits 1989 an, als nach der Verabschiedung von Sozialgesetzbuch V (SGB V) erstmals explizite Vorgaben zur Qualitätsmessung vorlagen. Vor dem Hintergrund der aufgezeigten demographischen Entwicklungen im Kontext einer zunehmend zu beobachteten *Ökonomisierung der Versorgung,* die versucht (ist), Medizin und Pflege *effizienter* zu gestalten, ist die *Qualitätsüberprüfung* von Relevanz, um die Auswirkungen gesundheitspolitischer Maßnahmen auf die Versorgungsqualität zu untersuchen (Erl-Wagner et al. 2009).

Während der Qualitätsbegriff also bereits deutlich früher im Akutsektor des Gesundheitswesens eingeführt wurde, wandte sich die *Langzeitpflege* erst zur Jahrtausendwende dem Qualitätsmanagement zu, als selbige aufgrund der zunehmenden Auswirkungen des demographischen Wandels einen Bedeutungszuwachs in der gesellschaftlichen Wahrnehmung erfuhr. In der *Langzeitpflege* soll die Messung der Versorgungsqualität dabei zur Sicherstellung und Entwicklung der Qualität in ambulanten und stationären Pflegesettings beitragen (Simon et al. 2013).

Unklar bleibt jedoch, welche Unterschiede sich zwischen verschiedenen Gesundheitssystemen hinsichtlich der Definition dessen, was unter Pflegequalität zu verstehen ist und der Messung derselben zeigen. So ist bisher nicht systematisch erfasst, in welchen Dimensionen der Pflegequalität und der internen Pflegequalitätsmessung (im Rahmen des internen, einrichtungsbezogenen Qualitätsmanagements) sich z.B. Deutschland und die Schweiz unterscheiden. Um zur Abfederung des Pflegenotstandes zumindest in den Grenzregionen grenzüberschreitende Pflegearrangements entwickeln zu können, ist jedoch insbesondere die Analyse von Gemeinsamkeiten und Unterschieden in der Darstellung der Pflegequalität von Relevanz.

1.2 Gliederung der Arbeit

In vorliegender Masterarbeit soll anhand einer empirischen Untersuchung analysiert werden, wie sich das einrichtungsbezogene Qualitätsmanagement in ambulanten und stationären Pflegeinstitutionen in der deutsch-schweizerischen Grenzregion (Lörrach-Basel) im Kontext der unterschiedlichen zugrundeliegenden Pflege(qualitäts)systeme gestaltet. Um die Vielschichtigkeit und Mehrdimensionalität der Thematik aufzuzeigen, wird sich das der Einleitung anschließende zweite Kapitel zunächst mit dem Stand der Forschung auseinandersetzen. Ziel wird sein, die Bedeutung von Langzeitpflege und Pflegequalität im Kontext sowohl des deutschen als auch des schweizerischen Systems der sozialen Sicherung darzustellen, in dem die jeweiligen Systematiken der Gesundheits-, Versorgungs- und Pflegesysteme im Vergleich zueinander präsentiert werden. Während im dritten Absatz dann die Ziele der vorliegenden Untersuchung dargelegt werden, die darin bestehen, mittels der Ergebnisse die hier abgeleiteten Forschungsfragen zu beantworten, wird sich das vierte Kapitel mit dem methodischen Vorgehen auseinandersetzen. Die Darstellung der Ergebnisse findet sich dann im zentralen fünften Kapitel, die anschließend zunächst diskutiert und kritisch reflektiert werden (Kapitel 6: Diskussion), um danach einen Ausblick zu schaffen (Kapitel 7: Schlussfolgerungen). Das Ergebniskapitel ist dabei zweigeteilt, da vorab zur empirischen Untersuchung die Bedeutung der Qualität innerhalb der beiden Pflegesysteme und die rechtlichen Vorgaben zur Qualitätsdarlegung dargestellt werden. Das Diskussionskapitel dient ferner der Beantwortung der Forschungsfragen und der Bewertung der empirischen Ergebnisse im Kontext der rechtlichen Vorgaben der zugrundeliegenden Pflege(qualitäts)systeme.

1.3 Public Health Relevanz

Aus Perspektive der Disziplin Public Health ist die Thematik in hohem Maße von Relevanz, die sich *„definiert als Wissenschaft von der Gesunderhaltung der Bevölkerung"* (G-BE Bund, 1999), was diejenigen gesellschaftlichen Gruppen, die Maßnahmen der Langzeitpflege bedürfen, selbstverständlich mit einschließt. Public-Health-Forschung interessiert sich an der Schnittstelle zwischen Medizin/ Biowissenschaften, Epidemiologie und Sozialwissenschaft u.a. dafür, wie sich die Versorgung einzelner Bevölkerungsgruppen (z.B. der Pflegebedürftigen) gestaltet (von Relevanz ist also die Versorgungs*qualität*), wie sie patientenorientiert verbessert werden kann (Effectiveness-Dimension, Versorgungsforschung) und welche Gemeinsamkeiten und Unterschiede sich beim Mikro-, Meso- oder Makrovergleich einzelner Systemelemente (z.B. der Ausgestaltung der Pflegesysteme) zeigen (Gesundheitssystemforschung). Pflege und Public Health vereint darüber hinaus das Primat der Gesundheitsförderung (Brieskorn-Zinke, 2003): Aus Public Health-Sichtweise dient die Thematik Gesundheitsförderung/ Prävention dem Ziel der Gesunderhaltung der Bevölkerung durch Vorbeugung, was ebenso den Vorstellungen der Langzeitpflege entspricht, die dazu beitragen soll, noch vorhandene Ressourcen der Pflegebedürftigen zu mobilisieren bzw. zu erhalten, die Verschlimmerung der bereits beeinträchtigten Gesundheit zu verhindern oder zu verzögern und die Lebensqualität der Betroffenen zu erhöhen (Horn et al. 2010). Die Masterarbeit berührt thematisch also zugleich mehrere Interessenschwerpunkte der Disziplin Public Health.

2. Stand der Forschung

2.1 Soziale Sicherung und Langzeitpflege in Europa

2.1.1 Soziale Sicherung und Wohlfahrtsstaat

Die zu erwartende *Qualität* der Langzeitpflege ist abhängig von der Leistungsbereitschaft und der (institutionellen) Ausgestaltung des Gesundheits- und Pflegesystems im Kontext der zugrundeliegenden Systeme der sozialen Sicherung. Der Begriff der sozialen Sicherung bezeichnet dabei allgemein die *„Gesamtheit staatlicher Maßnahmen zum Schutz gegen die Standardrisiken Krankheit, Alter, Tod des Ernährers oder Arbeitslosigkeit"* (Altbarnmer, 2002). Soziale Sicherung bedeutet ergo, dass der Einzelne in Notlagen (wie z.b. zunehmende Pflegebedürftigkeit) in seiner Lebensbewältigung Unterstützung erhält. Während sich der Terminus der sozialen Sicherung also vor allem auf den Schutz des Individuums bezieht, dienen die Begrifflichkeiten Sozialstaat bzw. Wohlfahrtsstaat dazu, die institutionell eingebettete Umsetzung des Primats der sozialen Sicherung auf staatlicher Ebene zu beschreiben. Maßnahmen, Umfang und Finanzierung der sozialen Sicherung umreißen die wohlfahrtsstaatlichen Leistungen der einzelnen Volkswirtschaften, wobei sich ein Wohlfahrtsregime grundsätzlich dadurch auszeichnet, dass es *„die Benachteiligung größerer Gruppen im ökonomischen Reproduktionsprozess (Alte, Kranke, Behinderte, Erwerbslose usw.) durch Geld-, Sach- und/oder personenbezogene Dienstleistungen des Bildungs-, Gesundheits- und Sozialwesen kompensiert, sei es aus öffentlichen Haushalten oder über beitragsfinanzierte Versicherungssysteme, die soziale Teilhabe aller Bürger/innen gewährleistet und – per Rechtsanspruch – sicherstellt, dass niemand von einer allgemeinen Wohlstandsmehrung ausgeschlossen ist (soziale Gerechtigkeit)"* (Butterwege, 1999). Wohlfahrtsstaaten können dabei definiert werden als *„institutionalisierte Form der sozialen Sicherung, [...] [die] ein Existenzminimum für jeden Menschen [gewährleisten], [...] vor den elementaren Risiken der modernen Industriegesellschaft (v.a. Alter, Arbeitslosigkeit, Gesundheit, Unfall, Pflege) [schützen] und [...] das Ausmaß gesellschaftlicher Ungleichheit durch Redistribution [bekämpfen]"* (Schmid, 2005). Der eigentlich dem angloamerikanischen Sprachgebrauch entstammende Begriff des *welfare state* setzt sich dabei zunehmend auch in Deutschland durch, um den bisher gebräuchlicheren, aber enger zu fassenden Terminus des Sozialstaates abzulösen, da sich der Wohlfahrtsstaat auf die Gesamtheit der Wohlfahrtseinrichtungen und nicht nur auf *„ein Element der verfassungsmäßigen Bestimmung des Staates"* bezieht (Kaufmann, 2003). Schon Niklas Luhmann hatte (freilich aus soziologischer bzw. systemtheoretischer und nicht aus gesundheitswissenschaftlicher Perspektive) darauf hingewiesen, dass sich der Begriff des Sozialstaates zu eindimensional gestalte, um die mehrdimensionale Bedeutung der Leistungen der Systeme sozialer Sicherung zu greifen: *„Der Wohlfahrtsstaat, der sich in den hochindustrialisierten Zonen des Erdballs entwickelt hat, ist nicht zureichend begriffen, wenn man ihn als Sozialstaat auffaßt, nämlich als einen Staat, der auf die Folgen der Indust-*

rialisierung mit Maßnahmen der sozialen Hilfe reagiert. Dies ist und bleibt ein wichtiges Moment seiner Zielstruktur; aber Wohlfahrt meint und erfordert [...] mehr als nur soziale Hilfe und mehr als nur Ausgleich von Benachteiligungen" (Luhmann, 1981). Wenngleich sich die Wohlfahrtsregime in den meisten westlichen Ländern analog entwickelten – und zwar im Kontext der Entwicklung von (semi-)demokratischen Staatsformen und kapitalistischen Produktionsregimen – war hinsichtlich der Ausgestaltung des jeweiligen Systems der sozialen Sicherung eine deutliche Heterogenität kennzeichnend, so wie auch bei der Ausgestaltung der demokratischen Staatsform und des kapitalistischen Systems deutliche Unterschiede ersichtlich sind. Inhaltlich zeigten sich jedoch ähnliche Entwicklungen unabhängig vom Systemtyp: So bildeten sich im 19. und 20. Jahrhundert europaweit Kranken-, Unfall-, Renten- und Arbeitslosigkeits*versicherungen* heraus, wohingegen eine separate Absicherung gegen das Risiko der Pflegebedürftigkeit zunächst in keinem System Aufmerksamkeit erfuhr (Oschmiansky und Kühl, 2010).

2.1.2 Gesundheitssysteme: Typologie und Unterschiede

Die Langzeitpflege zeigt sich verbunden mit (akut-)medizinischen und pflegerischen Maßnahmen, weswegen sich vor dem Hintergrund der Qualitätsdarlegung zunächst eine Analyse der zugrundeliegenden Gesundheitssysteme anbietet, auch, weil der Gesundheitssektor als Teilbereich des Wohlfahrtsregimes aufgrund des demographischen Wandels von den Phänomenen Langzeitpflege und Pflegebedürftigkeit in zunehmendem Maße sowohl finanziell als auch organisatorisch konfrontiert ist. Zur Klassifizierung von Gesundheitssystemen wurden eine Vielzahl von Modellen entwickelt, um die Gesundheitssysteme anhand bestimmter struktureller Kennzeichen zu typisieren, um Unterschiede und Gemeinsamkeiten zu identifizieren und um die Performanz des eigenen Systems im direkten Vergleich zu anderen Staaten darstellen zu können (Wendt, 2009; Wendt et al. 2009).

Bezüglich des *Finanzierungsregimes* von Gesundheitssystemen können *idealtypisch* drei wesentliche Modelle unterschieden werden: Das Bismarck-Modell, das Beveridge-Modell und der Markttyp, die in den einzelnen Volkswirtschaften jedoch zumeist als *Mischformen* umgesetzt wurden (Kulesher und Forrestal, 2013). Bei Gesundheitssystemen, die nach dem Beveridge-Typus[2] orientiert sind, werden die wohlfahrtsstaatlichen Leistungen primär durch Steuern finanziert, kennzeichnend sind ferner zentralisierte Organisationsschemata (*NHS – National Health Service*), eine öffentliche Verwaltungsstruktur sowie die Versorgung aller Bevölkerungsschichten auf gleichem Leistungsniveau. Beveridge-Systeme finden vor allem in den Commonwealth-Staaten (England, Neuseeland, Australien, Kanada) und den skandi-

---

[2] Beveridge-Systeme sind nach William Beveridge (1879-1963) benannt, der inmitten des 2. Weltkrieges durch den Beveridge-Report die Reformierung und Umgestaltung des britischen Systems der sozialen Sicherung anregte.

navischen Ländern (Kulesher und Forrestal, 2013; Rohwer, 2008; Busse, 2006; McPage et al. 2002).

Gesundheitssysteme, die nach dem Bismarck-Typus[3] organisiert sind, werden primär durch Sozialversicherungssysteme finanziert. Je nach Ausgestaltung ist nur die Gruppe der versicherten Arbeitnehmerinnen und Arbeitnehmer durch die Fürsorgeleistungen abgedeckt, häufig bestehen jedoch Familienversicherungen. Die Beiträge sind zumeist einkommensabhängig bei einheitlichem Beitragssatz zur Krankenversicherung strukturiert. Heute finden sich Sozialversicherungssysteme vor allem Deutschland, Österreich, Frankreich, Luxemburg und den Niederlanden (Kulesher und Forrestal, 2013; Rohwer, 2008; Busse, 2006; Oschmiansky und Kühl, 2010; Simonet, 2010). Beim *Markttyp* wird die medizinische Versorgung schließlich überwiegend privat (out-of-pocket oder über Privatversicherungen) finanziert. Der Typus findet sich in modifizierter Form u.a. in der Schweiz (einem Mischsystem bestehend aus Bismarck- und Marktelementen) und den Vereinigten Staaten (einem Mischsystem bestehend aus Beveridge- und Marktaspekten) (Kulesher und Forrestal, 2013; Wallace, 2013). Während in einem Beveridge-Gesundheitssystem die Leistungen der Langzeitpflege also mittels Steuern finanziert werden würden, müssten selbige in Bismarck-Staaten über Sozialversicherungsbeiträge bzw. in dem Markttypus folgenden Staaten out-of-pocket getragen werden. Wie noch zu zeigen sein wird, ist bei Fokussierung des *Pflegesystems* eine klare Zuordnung anhand der eben vorgestellten Trias jedoch deutlich schwerer möglich.

Da sich bei Betrachtung des Finanzierungsregimes jedoch kaum Aussagen über das Leistungsniveau treffen lassen, wird zur Typisierung von Gesundheitssystemen häufig auf den Ansatz von Esping-Andersen zurückgegriffen, demzufolge mit dem *liberalen*, dem *konservativ-korporatistischen* und dem *sozialdemokratischen Wohlfahrtstaat* drei Regimetypen unterschieden werden können. Das Leistungsniveau des Gesundheitssystems ist in den liberalen Wohlfahrtstaaten am geringsten, da hier (z.B. im Krankheitsfall) nur eine Minimalabsicherung gewährt wird und Transferleistungen bedürftigkeitsgeprüft werden. Zu den liberalen Wohlfahrtsregimen gehören z.B. England oder Australien. Hingegen ist die Leistungsbereitschaft der konservativen Wohlfahrtstaaten wie Deutschland, Frankreich oder Österreich deutlich höher, da hier mittels der Sozialleistungen nicht nur eine Minimalabsicherung sondern auch eine Statusabsicherung angestrebt wird, dementsprechend hoch ist das Leistungsniveau im Gesundheitssystem, deren Finanzierung entweder durch Steuern oder im Rahmen von Sozialversicherungsbeiträgen erfolgt. Sozialdemokratische Wohlfahrtsregime, wie sie sich vor allem in den skandinavischen Staaten zeigen, zeichnen sich schließlich durch ihr sehr hohes Absicherungsniveau aus (im Gesundheitssystem manifestiert u.a. durch geringe Zuzahlungen und umfassende „Leistungskataloge") (Oschmiansky und Kühl, 2010; Esping-Andersen

---

[3] Sozialversicherungssysteme sind nach Otto von Bismarck (1815-1898) benannt, der ein solches als Reichskanzler in den 1880er Jahren im damaligen Deutschen Reich erstmals implementierte.

1990; Grossekettler, 2003). In jüngerer Zeit wurden ferner Typologie-Ansätze entwickelt, um die Einzelaspekte zwischen den Finanzierungs- und Leistungsmodellen besser zu vereinen. So unterscheiden Korpi und Palme auf der Grundlage der Strukturierung der Alters- und Krankenversicherung fünf Idealtypen (Korpi und Palme, 1998; Minas, 2010).[4] Festzuhalten bleibt, dass sich sowohl bezüglich der Finanzierung als auch des Leistungsniveaus von Gesundheitssystemen im Groben jeweils drei Typen differenzieren lassen.

2.1.3 Die Stellung der Langzeitpflege im System der sozialen Sicherung

Die Idee einer separaten Absicherung gegen das Risiko der Pflegebedürftigkeit fand sich zunächst in keinem der Systemtypen und ist in Europa bis heute *uneinheitlich* geregelt. So finden sich Systeme mit eigener institutioneller Pflegeversicherung, neben Staaten, in denen die Langzeitpflege (Long Term Care = LTC) innerhalb des Krankenversicherungssystems (und damit nicht separiert von der Krankenversorgung und –pflege) angesiedelt ist. Ferner bestehen Systeme, in denen die Versorgung von Pflegebedürftigen sowie die Finanzierung von Pflegebedürftigkeit im Rahmen der sozialen Fürsorge *außerhalb* der eigentlichen Gesundheitssystems jedoch *ohne* bestehendes Pflegeversicherungssystem erfolgt. Schließlich können auch in Europa politische Systeme identifiziert werden, in denen bisher kaum staatliche Initiativen zur Absicherung gegen das Risiko Pflegebedürftigkeit unternommen wurden, weswegen die Pflegekosten hier (in deutlich stärkerem Ausmaß als in anderen Ländern) out-of-pocket finanziert werden müssen (Wild, 2010; Costa-Font und Courbage, 2015; Allen et al. 2011).

Dementsprechend sind die aufgezeigten Modelle nur bedingt zur Typisierung der Pflegesysteme geeignet. Systeme mit eigener institutioneller Pflegeversicherung bzw. Absicherung des Risikos Pflegebedürftigkeit in einem von der Gesundheitsversorgung separiertem Segment finden sich vor allem in Bismarck-Staaten, wie Deutschland, Frankreich oder Luxemburg. Darüber hinaus findet sich eine entsprechende Systematik auch in den Niederlanden: Hier stellt die Pflegeversicherung die erste von drei Säulen des *Krankenversicherungssystems* dar. Zu den Staaten, in denen die Pflegeleistungen im Rahmen der Krankheitsversicherung erbracht werden, gehören u.a. die Schweiz, die klassischen Beveridge-Staaten, wie z.B. Großbritannien, wo die Betreuung von Pflegebedürftigen im Rahmen des NHS erfolgt, sowie in Skandinavien. Regime, welche die Versorgung von Pflegebedürftigen außerhalb der eigentlichen Krankenversorgung ohne bestehende Pflegeversicherung organisieren, finden

---

[4] Korpi und Palme unterscheiden zwischen dem zielgerichteten *Wohlfahrtsstaatsmodell* (das ein steuerfinanziertes minimales Absicherungsniveau gewährt und sich z.B. in Australien findet), dem *Grundsicherungsmodell* (z.B. in Irland, Großbritannien, den Niederlanden und der Schweiz; die Anspruchsberechtigung beruht hier entweder auf individuellen Beiträgen oder auf dem Prinzip der Staatsbürgerschaft und wird in Form von Pauschalzuwendungen erbracht), dem *freiwillig staatsunterstützten Modell* mit freiwillige Versicherungssystemen (z.B. in Dänemark), dem staatlich-korporatistischen Modell (hohe Leistungen, die durch Beiträge finanziert werden, z.B. in Deutschland, Österreich, Belgien oder Frankreich) und dem *umfassenden Modell* (z.B. Schweden oder Finnland), werden schließlich die Prinzipien des Grundsicherungs- und des staatlich-korporatistischen Modells miteinander kombiniert, da universelle Ansprüche nach dem Prinzip der Staatsbürgerschaft bestehen (Korpi und Palme, 1998; Minas, 2010).

8

sich u.a. in Australien. Ein nur gering ausgeprägtes institutionalisiertes Absicherungsniveau ist schließlich für die Vereinigten Staaten und Osteuropa kennzeichnend (Wild, 2010; Costa-Font und Courbage, 2015; Pestieau und Ponthière, 2012; Allen et al. 2011; Schut und van den Berg, 2012; Courbage und Plisson, 2012; Comas-Herrera et al. 2012; Österle, 2012).

Bedeutend ist, dass Länder, die sich hinsichtlich der Alters- oder Krankheitsabsicherung eindeutig bestimmten Wohlfahrtsregimen zuordnen lassen (liberal, konservativ, sozialdemokratisch bzw. Bismarck- oder Beveridge), bei der Absicherung gegen das Risiko Pflegebedürftigkeit *nicht* der Systemtypisierung des Gesundheitssystems folgen, sich hier also eine Erosion der Systemklassifizierung zeigt. Wie noch zu zeigen sein wird, kann selbiges insbesondere für Deutschland postuliert werden, da sich hier das Leistungsniveau von Kranken- und Pflegeversicherung (anders als z.B. in Luxemburg) deutlich voneinander unterscheiden (Graf et al., 2017). Ähnliches gilt für Frankreich, das eigentlich (aufgrund eines bestehendes Sozialversicherungssystems) als Bismarck-Staat typisiert werden kann, die Finanzierung der Pflegeversicherung aber durch Steuern organisiert (Wild, 2010).

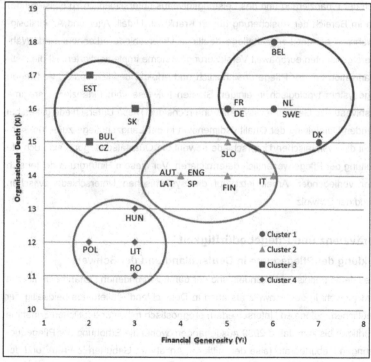

Abbildung 1: Cluster-Typisierung von Pflegesystemen
(Kraus et al. 2010)

Zur Kennzeichnung von Gemeinsamkeiten und Unterschiedlichkeiten wird in den letzten Jahren auch bei der Langzeitpflege eine Klassifizierung in verschiedene Systemtypen versucht (Colombo, 2012; Schulz, 2011; Kraus et al. 2010; Damiani et al. 2011). Kraus et al. (2010) typisieren dabei die europäischen Pflegesysteme anhand dem institutionellen Organisationsgrad und der Übereinkünfte, in welcher Höhe Leistungen erbracht werden, in 4 Cluster, wie in Abbildung 1 dargestellt ist. Die dem ersten Cluster zugeordneten (zentraleuropäischen und skandinavischen) Staaten zeichnen sich dabei durch einen hohen Organisationsgrad (aufgrund der z.T. bestehenden Sozialversicherungssysteme) und eine hohe Leistungsbereitschaft aus. Der zweite Cluster (dem z.B. England zugeordnet werden kann) ist durch einen mittleren Organisationsgrad und eine mittlere Leistungsbereitschaft gekennzeichnet. Während die Leistungsbereitschaft bei hohem Verwaltungsaufwand im dritten Cluster gering ist, sind Organisationsgrad und Leistungsbereitschaft bei Staaten des vierten Clusters lediglich auf niedrigem Niveau. Sowohl im dritten als auch im vierten Cluster finden sich vornehmlich osteuropäische Staaten (Kraus et al. 2010). Festzuhalten bleibt, dass sich bei der Entwicklung der Systeme der sozialen Sicherung in Europa analoge (allerdings zeitverzögerte und hinsichtlich der Finanzierung und des Leistungsniveaus unterschiedlich zu typisierende) Entwicklungen im Bereich der Absicherung gegen Krankheit, Unfall, Alter und Arbeitslosigkeit zeigen, während bei der Langzeitpflege deutliche Unterschiede erkennbar sind. Während sich bei erstgenannten europaweit Versicherungssysteme implementierten, ist die institutionelle Organisation bei der Pflege uneinheitlich und erfolgte deutlich später, weswegen sich das Pflegesystem typologisch in einigen Staaten teilweise vom Finanzierungsregime oder Leistungsniveau des Gesundheitssystems unterscheidet. Diese Unterschiede gilt es bei der vergleichenden Darstellung der Qualitätsdimension in der Langzeitpflege zu berücksichtigen, eben weil die systemischen Unterschiede sowohl die Qualitätsdarlegung als auch die Qualitätsgestaltung der Pflege wesentlich determinieren. Vor diesem Hintergrund richtet sich der Fokus der vorliegenden Arbeit jetzt auf die systemischen Unterschiede zwischen Deutschland und der Schweiz.

2.2 Pflegeprävalenz und Pflegebedürftigkeit

2.2.1 Entwicklung der Pflegequote in Deutschland und der Schweiz

Im Rahmen des demographischen Wandels und der damit verbundenen Zunahme an älteren Menschen wird (sowohl in der Schweiz als auch in Deutschland – allerdings beidseitig der Grenze mit deutlichen regionalen Unterschieden) prognostisch mit einer deutlichen Zunahme an Pflegebedürftigen bis zum Jahre 2030 ausgegangen, wobei die Erhöhung der Pflegequote aus der geringen Geburtenrate (also der mittleren Anzahl an Geburten je Frau)[5] und der

---

[5] Aktuell (2015) findet sich in Deutschland und der Schweiz eine ähnlich hohe Geburtenrate (Deutschland: 1,51; Schweiz: 1,54 Geburten/ Frau) (Statistisches Bundesamt, 2016; Simoes et al. 2016b).

steigenden Lebenserwartung resultiert (Hackmann und Moog, 2009). Da somit immer größe-re Anteile der Bevölkerung auf Pflegeleistungen angewiesen sein werden, gewinnt auch die Sicherung bzw. Optimierung der Pflege*qualität* zunehmend an Bedeutung. Aktuell (Stand: 2016) werden in Deutschland 2,9 Millionen Pflegebedürftige im Rahmen der Pflegeversiche-rung versorgt (Statistisches Bundesamt, 2017). Bis zum Jahr 2030 wird sich die Anzahl der Pflegebedürftigen deutschlandweit um ca. ein Drittel auf 3,5 Millionen Betroffene erhöhen, allerdings mit deutlichen regionalen Unterschieden: Während im Stadtstaat Bremen mit einer Zunahme der Pflegebedürftigen von 28 Prozent ausgegangen wird, werden es in Branden-burg prognostisch 72 Prozent sein. Die höchsten Steigerungsraten werden im Großraum München erwartet (> 100 Prozent) (Rothgang et al. 2012).

Für den Anstieg der relativen Pflegequote[6] werden demographische Veränderungen sowie der Anstieg der Lebenserwartung verantwortlich gemacht: So wird sich in Deutschland der Anteil der über-60-Jährigen von jetzt 27,1 Prozent bis zum Jahre 2030 auf 34,6 Prozent er-höhen (Statistisches Bundesamt, 2015; BpB 2015). Aufgrund der Weiterentwicklungen in der Medizin bleibt zwar offen, ob aus einem Anstieg der *Lebenserwartung* (der einerseits dazu führt, dass sich der Anteil der Älteren erhöht, sich gleichzeitig aber auch die im Alter ver-brachte Lebensspanne erhöht, da die Alten immer älter werden) zugleich auch ein Anstieg der Anzahl an Pflegebedürftigen resultiert. Im Forschungsdiskurs steht hier die *Medikalisie-rungsthese* (die einen Anstieg der Morbidität mit zunehmendem Lebensalter und damit auch bei steigender Lebenserwartung postuliert) der *Kompressionsthese* gegenüber, die aufgrund der Weiterentwicklungen in der Medizin bei ansteigender Lebenserwartung von einer *Verrin-gerung* der Zeitspanne, die unter Krankheit verbracht wird, ausgeht und somit eine Erhöhung der Anzahl der beschwerdefreien Lebensjahre (DALYs = disability-adjusted life years) an-nimmt (Trachte et al. 2014; Kroll und Ziese, 2009; Gruenberg, 1977; Fries, 1980). Allerdings steigt mit zunehmenden Alter (hier verstanden als Endprozess des Alterns, das durch biolo-gische und kognitive Zerfallsprozesse gekennzeichnet ist) die Wahrscheinlichkeit, pflegebe-dürftig zu werden, beinah exponentiell an. Während die Pflegequote bei den 65- bis 70-Jährigen 3,0 Prozent beträgt, steigt sie in den folgenden 5-Jahresschritten auf 5,0 Prozent (70- bis 75-Jährige), 9,8 Prozent (75- bis 80-Jährige), 21 Prozent (80- bis 85-Jährige) auf 38,2 Prozent an (85- bis 90-Jährige), um bei den Hochbetagten (> 90 Jahre) 64,4 Prozent zu betragen (Statistisches Bundesamt, 2015a; Kniejska, 2015). Da sich die Anzahl der über-65-Jährigen in den nächsten Jahren nicht nur *relativ,* sondern auch *absolut* erhöhen wird (von aktuell 16,9 Millionen auf 21,8 Millionen in 2030) (Statistisches Bundesamt, 2015), da die geburtenstarken Jahrgänge das Rentenalter erreichen, kann demographisch ziemlich sicher

---

[6] Die relative Pflegequote beschreibt den Anteil der Pflegebedürftigen an der Gesamtbevölkerung bzw. das Verhältnis der An-zahl aller Pflegebedürftigen einer Altersklasse zur Gesamtzahl der Angehörigen dieser Altersklasse. Wie noch zu zeigen sein wird, ist die Pflegequote in deutlicher Weise davon abhängig, wer entsprechend der sozialrechtlichen Vorgaben als pflegebe-dürftig gilt.

von einer steigenden Pflegequote ausgegangen werden. Bei 3,5 Millionen Pflegebedürftigen in 2030 werden nach aktuellen Berechnungen mehr als 500.000 Pflegekräfte in Deutschland fehlen, es ergeben sich also – freilich abhängig davon, wie sich der *Pflegeschlüssel*, also die Anzahl der pro Vollzeitkraft zu versorgende Anzahl an Pflegebedürftigen, entwickeln wird – deutliche Versorgungsdefizite (Rothgang et al. 2012; Statistisches Bundesamt, 2015b). Die Pflegequote wird deutschlandweit von jetzt 3,3 Prozent auf 4,5 Prozent im Jahre 2030 ansteigen (Statistisches Bundesamt, 2015).

Auch die Schweiz (Einwohnerzahl: 8 Millionen) ist aufgrund der demographischen Entwicklungen zugunsten eines Anstiegs der Alterskohorte der über-65-Jährigen von einer steigenden Pflegequote betroffen. Dem aktualisierten Referenzszenario des Bundesamtes für Statistik folgend, wird sich der Anteil der über-65-Jährigen an der schweizerischen Wohnbevölkerung zwischen 2010 und 2030 von 17,1 Prozent auf 24,2 Prozent erhöhen. Dementsprechend wird im gleichen Zeitraum von einem Anstieg der Anzahl an Pflegebedürftigen von jetzt 120.000 (Stand: 2010) auf 180.000 ausgegangen (Höpflinger et al. 2011; Bayer-Oglesby und Höpflinger, 2010). Die Pflegequote der Gesamtschweiz wird dabei um ca. 40 Prozent von jetzt 1,5 Prozent auf 2,3 Prozent ansteigen (eigene Berechnung).

2.2.2 Entwicklung der Pflegequote in Lörrach und Basel

Etwas günstiger als im Bundesdurchschnitt gestaltet sich die Pflegequote in Baden-Württemberg (Einwohnerzahl: 10,5 Mio.): Hier waren Ende 2013 knapp 300.000 Menschen pflegebedürftig (2,8 Prozent der Bevölkerung), womit das Bundesland im direkten Ländervergleich (nach Bayern) über die zweitgeringste Pflegequote verfügte. Bis 2030 wird der Anteil der Pflegebedürftigen prognostisch um rund 35 Prozent auf 402.000 Betroffene ansteigen (Pflegequote: 3,6 Prozent) (Statistisches Landesamt Baden-Württemberg, 2016). Mit ca. 6.000 Pflegebedürftigen betrug die Pflegequote im Landkreis Lörrach 2013 2,7 Prozent, die bis zum Jahre 2030 (je nach Szenario) auf 3,2 bis 4,0 Prozent ansteigen wird (Simoes et al. 2016a, Simoes et al. 2016b).

Auch in der Schweiz zeigen sich auf kantonaler Ebene deutliche Unterschiede, die Pflegequote betreffend, die im gesamtschweizer Vergleich in der Region Basel schon heute sehr hoch ist. Prognostisch wird sich die Pflegequote im Kanton Basel-Stadt bis zum Jahre 2030 in Abhängigkeit vom betrachteten Szenario von jetzt 4,7 Prozent auf 4,8 bis 5,9 Prozent erhöhen, während im Kanton Basel-Landschaft ein Anstieg von jetzt 3,9 Prozent auf 5,2 Prozent bis 6,4 Prozent prognostiziert wird (Simoes et al. 2016a, Simoes et al. 2016b).

Der direkte Vergleich der Pflegequote zwischen Deutschland und der Schweiz ist dabei durch systembedingte Unterschiede in der zugrundeliegenden Definitionen darüber, was unter Pflegebedürftigkeit zu verstehen ist, erschwert, wie im nächsten Unterkapitel zu zeigen sein

12

wird. Außerdem müssen Statistiken, die zum Ländervergleich herangezogen werden, stets aufgrund etwaiger methodischer Unterschiede in der Kennzahlberechnung reflektiert werden. Ferner ist in beiden Ländern von einer Dunkelziffer die Pflegeprävalenz betreffend auszugehen, da nur jeweils diejenigen Pflegebedürftigen erfasst werden, die Leistungen im Rahmen der sozialen Sicherung beziehen. Festgehalten werden kann jedoch, dass die Pflegequote in Deutschland höher ist als in der Schweiz, die im deutschen Vergleich sehr niedrige Anzahl an Pflegebedürftigen im Landkreis Lörrach jedoch *geringer* ausfällt als in den Kantonen Basel-Stadt und Basel-Landschaft, die im gesamtschweizer Vergleich wiederrum über hohe Pflegequoten verfügen.

Die anzunehmende Zunahme an Pflegebedürftigen wird beidseitig der Grenze Implikationen für die Pflegequalität mit sich führen. Beide Systeme stehen vor der Herausforderung, die Pflegequalität bei zunehmender Pflegequote aufrechtzuerhalten bzw. zu verbessern. Bisher fehlen jedoch wirkungsvolle Instrumentarien, welche die Aufrechterhaltung bzw. die Verbesserung der Pflegequalität garantieren könnten, auch, weil der aktuelle Status quo, also die jetzige Pflegequalität, nur unzureichend erhoben, erforscht und verstanden ist.

2.3 Pflegebedürftigkeit und Hilflosigkeit: Begriffsdimensionen

Wenn die *Qualität der Langzeitpflege* grenzüberschreitend analysiert werden soll, ist insbesondere auch von Relevanz, welche Kriterien erfüllt sein müssen, um Leistungen im Rahmen der Langzeitpflege zu erhalten. Damit entscheidet auch die vom System zugrunde gelegte Definition von Pflegebedürftigkeit darüber, welche Klientel unter welchen Bedingungen Pflegeleistungen erhalten kann, womit bereits die definitorische Ebene die Qualitätsdarlegung beeinflusst wird. Grundsätzlich handelt es sich beim Terminus der Pflegebedürftigkeit um einen vielschichtigen und mehrdimensionalen Begriff, der in Abhängigkeit der definierenden Fachdisziplin die Kriterien festlegt, ab wann ein Individuum auf Langzeitpflege angewiesen ist, weswegen er klar vom Begriff der Krankenpflege abgegrenzt werden muss. Nach pflegewissenschaftlicher Auffassung tritt Pflegebedürftigkeit dann ein, wenn *„Menschen Beeinträchtigungen nicht selbst kompensieren können und Hilfe benötigen. [...] Es geht um die Frage, wie selbständig das Alltagsleben gelebt und Gesundheit im Sinne der Förderung von Selbständigkeit unterstützt werden kann. Pflegebedürftigkeit bildet somit zum einen Defizite wie eingeschränkte Selbstständigkeit und verminderte Alltagskompetenzen der Menschen ab, die mit einem Verlust von physischer und/oder psychischer Leistungskompetenz einhergehen. In diesem Sinne kann Pflegebedürftigkeit als eine beeinträchtigte Autonomie bei der Lebensgestaltung betrachtet werden, die eine Abhängigkeit von Hilfe bei der Gestaltung des Alltags bedingt"* (Hasseler, 2007). Die *Pflege* von pflegebedürftigen Personen umfasst dementsprechend *„die eigenverantwortliche Versorgung und Betreuung [...] Weitere Schlüsselaufgaben der Pflege sind Wahrnehmung der Interessen und Bedürfnisse (Advocacy) [und]*

Förderung einer sicheren Umgebung" (Isfort, 2011). Für vorliegende Arbeit ist jedoch vor allem die *sozialrechtliche* Definition der Pflegebedürftigkeit bedeutsam, bei der vor allem die Einschränkungen in der selbstständigen Lebensführung fokussiert werden, weswegen sich die pflegewissenschaftliche Konzeption der Pflegebedürftigkeit nur eingeschränkt mit der sozialrechtlichen Begrifflichkeit deckt (Hasseler, 2007). Auch auf begrifflicher Ebene haben sich unterschiedliche Vorstellungen innerhalb der Systeme durchgesetzt, was bedeutsam ist, da die Höhe der Hilfsleistungen auch vom zugrundeliegenden Pflegebedürftigkeitsbegriff abhängig ist. Im deutschen Sozialrecht (gemäß SGB XI, § 14) galten 2016 als pflegebedürftig Personen, *„die wegen einer körperlichen, geistigen oder seelischen Krankheit oder Behinderung für die gewöhnlichen und regelmäßig wiederkehrenden Verrichtungen im Ablauf des täglichen Lebens auf Dauer, voraussichtlich für mindestens sechs Monate, in erheblichem oder höheren Maße der Hilfe bedürfen"* (Bundesministerium der Justiz und für Verbraucherschutz, 2016a).

Der im deutschen Sozialrecht genutzte Begriff der Pflegebedürftigkeit findet sich auf Schweizer Seite kaum, korrespondiert hier aber mit dem vom Bundesrat genutzten Terminus der Hilflosigkeit, obwohl z.B. im Krankenversicherungsgesetz auch auf den Ausdruck Pflegebedürftigkeit zurückgegriffen wird (SSR, 2007). Als hilflos gilt dabei allgemein, wer *„für alltägliche Lebensvorrichtungen (Ankleiden, Toilette, Essen etc.) dauernd auf die Hilfe Dritter angewiesen ist und dauernder Pflege oder persönlicher Überwachung bedarf"* (Geissbühler und Michaelis, 2012). Die Unterschiede der Begrifflichkeiten müssen bei der vergleichenden Analyse der Pflegequalität beider Staaten berücksichtigt werden, wobei bedeutsam ist, dass der Begriff der *Hilfsbedürftigkeit* im Schweizer Sozialrecht entsprechend dem Terminus der *Pflegebedürftigkeit* genutzt wird.[7]

---

[7] Auch das deutsche Sozialrecht nutzt den Begriff der Hilflosigkeit und zwar in zweierlei Hinsicht. Einerseits zur Kennzeichnung von Personen (z.B. Langzeitarbeitslosen) mit Anspruch auf Leistungen im Rahmen der Grundsicherung (ALG II) außerhalb der Arbeitslosenversicherung entsprechend SGB II, § 9 (Bundesministerium der Justiz und für Verbraucherschutz, 2016b), andererseits im Rahmen des Schwerbehindertenrechts (VDK, 2007). Das Merkzeichen „Hilflosigkeit" wird dabei bei hochgradiger Behinderung und/ oder Bettlägerigkeit zuerkannt, womit im Grunde Personen bedacht werden, die nach SGB XI auch pflegebedürftig sind.

2.4 Pflegebezogene Aspekte der sozialen Sicherungssysteme

2.4.1 Pflege (-bedürftigkeit) im deutschen System

2.4.1.1 Das Sozialversicherungssystem in Deutschland: Abriss

Wenngleich das System der sozialen Sicherung in Deutschland aufgrund der bestehenden Sozialversicherung zu den Bismarck-Systemen bzw. zu den konservativen Wohlfahrtsregimen klassifiziert wird, handelt es sich strenggenommen um ein Mischsystem bestehend aus Bismarck-, Beveridge- und out-of-pocket-Elementen, da nicht alle Aspekte der sozialen Sicherung von der Sozialversicherung abgedeckt werden (Oschmiansky und Kühl, 2010; Busse, 2006). Das zugrundeliegende Sozialstaatsprinzip ist in Art. 20 GG formuliert,[8] Hauptnorm ist das Sozialgesetzbuch (SGB I bis SGB XII), als Grundprinzipien gelten die Subsidiarität und die Solidarität (Schubert und Klein, 2016). Die Ursprünge des modernen Sozialstaates finden sich in Deutschland in den 1880ern, als durch Reichskanzler Otto von Bismarck ein zunächst dreisäuliges Sozialversicherungssystem geschaffen wurde, um für die wachsende Arbeiterschicht im Kontext der voranschreitenden Industrialisierung des prosperierenden Deutschen Reiches eine Absicherung gegen die Risiken Alter, Krankheit und Unfall zu schaffen (Schmidt, 2005; Stolleis, 2003). 1927 wurde das Sozialversicherungssystem um eine Arbeitslosenversicherung und 1995 um eine gesetzliche Pflegeversicherung ergänzt, weswegen nach Schmidt (2005) aktuell ein fünfsäuliges Sozialversicherungssystem bestehend aus Kranken-, Pflege,- Unfall,- Arbeitslosen- und Rentenversicherung angenommen wird. Da *nicht* alle Leistungen des deutschen Systems der sozialen Sicherung über Sozialversicherungen finanziert werden, ist strenggenommen ein mindestens siebensäuliges Sozialsystem realisiert.[9] Die Finanzierung der fünf Sozialversicherungen erfolgt beitragsfinanziert über Abgaben der Solidargemeinschaft (für Einkünfte oberhalb von 450 Euro), der Arbeitgeber (z.T. paritätisch organisiert) und in zunehmendem Maße auch über Bundeszuschüsse (Liebig, 2016; Oschmiansky und Kühl, 2010; Busse, 2006). Aktuell summiert sich die Gesamtbelastung für Arbeitnehmer auf ca. 20 Prozent des Bruttogehalts (Liebig, 2016). Tabelle 1 zeigt das aktuelle Beitragsregime der Kranken- und Pflegeversicherung und die Aufteilung der Kosten zwischen Arbeitgeber (AG) und -nehmer (AN).

Der Gesamtbeitrag zur gesetzlichen Pflegeversicherung betrug 2016 2,35 Prozent des Bruttogehaltes. Daraus resultierten im Jahre 2015 Gesamteinnahmen in Höhe von 30,7 Milliarden Euro, die zur Finanzierung der festgelegten Pflegeleistungen von aktuell 2,9 Millionen Pflegebedürftigen aufgewendet wurden (Bundesministerium für Gesundheit, 2016a). Daraus ergeben sich Implikationen für die Pflege*qualität*, da offen bleibt, ob die finanzielle Ausstat-

---

[8] Art. 20, GG, Abs. 1: *„Die Bundesrepublik Deutschland ist ein demokratischer und sozialer Bundesstaat."*
[9] Aspekte der sozialen Sicherung, die nicht von Sozialversicherung getragen sind, werden primär durch Steuergelder finanziert (z.B. Kindergeld, Wohngeld, Gewaltopfer-/Kriegsopferfürsorge, Hilfe für Arbeitssuchende/ Arbeitslosengeld II (da bei Arbeitssuchenden in Abhängigkeit vom Alter und der Dauer der zuletzt ausgeübten sozialversicherungspflichtigen Tätigkeit nur 6 bis 24 Monate Anspruch auf Leistungen im Rahmen der Arbeitslosenversicherung besteht) (Bundesministerium der Justiz und für Verbraucherschutz, 2016c).

tung für die Einhaltung der vorgegebenen Qualitätsstandards genügt bzw. das Finanzierungsregime das Leistungsniveau und damit auch die Qualität determiniert.

Tabelle 1: Beiträge zur gesetzlichen Kranken- und Pflegeversicherung (Stand: 2016)
(Liebig, 2016)

Art der Sozialversicherung	Gesamtbeitrag	Anteil AG	Anteil AN
Gesetzliche Krankenversicherung (GKV)	14,6 Prozent	7,3 Prozent	7,3 Prozent
Gesetzliche Pflegeversicherung	2,35 Prozent[10]	1,175 Prozent	1,175 Prozent[11]

2.4.1.2 Kennzeichen des Kranken- und Pflegeversicherungssystems

Anders als in anderen Bismarck-Staaten hat sich in Deutschland als mittlerweile beinahe einziger Volkswirtschaft ein duales System bestehend aus der Gesetzlichen und der Privaten Krankenversicherung (GKV und PKV) erhalten, womit sich auch bei der Pflegeversicherung eine entsprechende Zweiteilung ergibt. Der Anteil derjenigen Bürgerinnen und Bürger, die primär bei einer Gesetzlichen Krankenkasse (organisiert nach SGB V) versichert ist, beträgt ca. 85 Prozent, zur PKV bestehen institutionelle und monetäre Zugangsbeschränkungen (Busse und Riesberg, 2005).[12] Der Grundbetrag zur GKV ist gesetzlich festgeschrieben (vgl. Tabelle 1), wird gemäß des morbiditätsorientierten Risikostrukturausgleichs über den Gesundheitsfonds an die Kassen verteilt und ist *einkommensabhängig*, allerdings nur bis zum Erreichen der Beitragsbemessungsgrenze (BBG) (Stand 2016: 50.850 Euro) (Busse und Riesberg, 2005; Liebig, 2016; Gerlinger, 2014; Jacobs und Wasem, 2013).[13] Leistungsbereitschaft und Leistungsqualität der GKV gelten im internationalen Vergleich als hoch und werden vom Gemeinsamen Bundesausschuss (G-BA) für alle Gesetzlichen Krankenkassen verbindlich festgelegt. Allerdings muss entsprechend § 70, SGB V *„die Versorgung der Versicherten [...] ausreichend und zweckmäßig sein, darf das Maß des Notwendigen nicht überschreiten und muß in der fachlich gebotenen Qualität sowie wirtschaftlich erbracht werden"*, von Bedeutung ist also die Versorgungs*qualität*, die umrissen und der Bedeutung zugemessen wird (Bundesministerium der Justiz und für Verbraucherschutz, 2016d).

Die GKV ist als Familienversicherung konzipiert, es gilt das Sachleistungsprinzip mit nur geringen Zuzahlungen[14], weswegen private Zusatzversicherungen (außer für Zahnersatz) bisher kaum eine Rolle spielen (Colombo und Tapsay, 2004; Busse und Riesberg, 2005;

---

[10] Zum 01.01.2017 ist der Gesamtbeitragssatz auf 2,55 Prozent (bzw. 2,8 Prozent für Kinderlose) angestiegen, der weiterhin paritätisch entrichtet wird.
[11] Gilt nicht für das Bundesland Sachsen. Hier ist die AG-/ AN-Aufteilung nicht paritätisch, da der AN-Anteil im Tausch zur Beibehaltung des Buß- und Bettages als Feiertag 0,5% höher ist.
[12] Berechtigt zum Übertritt in eine PKV sind Selbständige, Freiberufler und Existenzgründer, sowie abhängig Beschäftigte, deren Bruttojahreslohn die Jahresarbeitsentgeltgrenze (JAEG) übersteigt (Busse und Riesberg, 2005). Die JAEG beträgt aktuell (2016) 56.250,00 Euro (Liebig, 2016). Beamtinnen und Beamte werden über die PKV direkt vom Staat versorgt.
[13] Seit 2015 sind die GKV-Kassen zusätzlich gemäß § 242, SGB V zur Erhebung eines ausschließlich von den AN zu tragenden Zusatzbeitrages befugt, wenn die Kosten nicht gedeckt sind (Bundesministerium der Justiz und für Verbraucherschutz, 2016d).
[14] 10 Prozent auf rezeptpflichtige Arzneimittel und Hilfsmittel (mindestens 5 Euro, maximal 10 Euro); Bei stationären Krankenhausleistungen zahlen volljährige Versicherte der GKV je Kalendertag des Krankenhausaufenthalts 10 Euro für längstens 28 Tage im Jahr.

Böckmann, 2011; Nagel, 2007). Während die Beiträge für die GKV (bis zur BBG) einkommensabhängig sind, sind als Berechnungsgrundlage der PKV das Äquivalenz- und das Kostenerstattungsprinzip maßgebend (Böckmann, 2011). Momentan (Stand Januar 2016) sind in Deutschland 117 gesetzliche Krankenkassen organisiert, denen aktuell 44 privatrechtlich organisierte Versicherungen gegenüberstehen (GKV-Spitzenverband, 2016; Mißfeld, 2016). Im OECD-Vergleich steht das deutsche Gesundheitssystem hinsichtlich der Gesamtkosten im Verhältnis zum BIP/ GDP an fünfter Stelle (11 Prozent (Deutschland) vs. 8,9 Prozent (OECD) in 2013) (OECD, 2015).

2.4.1.3 Rechtliche Grundlagen des Pflegesystems

Seit 1995 besitzt Deutschland mit der gesetzlichen Pflegeversicherung eine fünfte Säule innerhalb des Sozialversicherungssystems, dessen normative Grundlage SGB XI bildet. Träger der Pflegeversicherung bilden die Pflegekassen, die bei den Krankenkassen verortet sind. Analog zur Krankenversicherung besteht auch bei der Absicherung gegen das Risiko der Pflegebedürftigkeit in Deutschland eine Versicherungspflicht. Mitglieder der GKV sind bei der zu ihrer Krankenversicherung gehörigen Pflegekasse versichert, privat Krankenversicherte verfügen über eine private Pflegeversicherung bei ihrer Krankenkasse (Nagel, 2007; Bundesministerium für Gesundheit, 2016; Gerlinger und Röber, 2014; Riedel, 2003; Schulz, 2010). Aufgabe der Pflegeversicherung ist es, die Pflegesituation der Betroffenen zu verbessern, einen Beitrag zur Absicherung gegen das Risiko der Pflegebedürftigkeit unter Berücksichtigung des demographischen Wandels zu leisten und pflegende Angehörige hinsichtlich der Finanzierung der Pflegekosten zu unterstützen (Nagel, 2007). Aus den drei Funktionen ergeben sich Implikationen für die Qualitätsdarlegung. Anders als die GKV ist die soziale Pflegeversicherung nicht als Vollversicherung konzipiert, da Leistungen nicht in der erforderlichen Höhe, sondern nur bis zu einer festgelegten Höchstgrenze finanziert werden (Nagel, 2007; Bundesministerium für Gesundheit, 2016; Gerlinger und Röber, 2014). Aufgrund der limitierten Leistungsbereitschaft besteht insbesondere bei der stationären Pflege die Notwendigkeit von z.T. hohen Zuzahlungen, die seitens der Pflegebedürftigen resp. deren Angehörigen entrichtet werden müssen. Die Bedeutung von privaten Zusatzversicherungen für die Langzeitpflege ist daher im Zunehmen begriffen (Clade, 2014). Im OECD-Vergleich gilt das Pflegesystem hinsichtlich der Gesamtkosten im Vergleich zum BIP/ GDP als unterdurchschnittlich finanziert (1 Prozent vs. 1,6 Prozent, vgl. Abbildung 2) (Robertson et al., 2013; OECD, 2013).

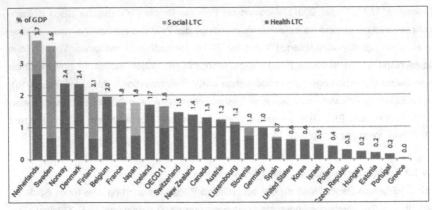

Abbildung 2: Pflegeausgaben Deutschlands im OECD-Vergleich (Stand: 2013)
(OECD, 2013)

2.4.1.4 Pflegestufen und -leistungen der Pflegeversicherung

Bei vorliegender Pflegebedürftigkeit entsprechend der dargelegten Definition besteht Anspruch auf Leistungen der Pflegeversicherung, deren Leistungsumfang in § 14, SGB XI niedergelegt ist. Konkret heißt es, dass Unterstützung bei allen Abläufen des täglichen Lebens geleistet werden soll, die mit den Aspekten Körperpflege, Nahrungsaufnahme, Mobilität und hauswirtschaftliche Versorgung näher konkretisiert wird: *„Die Hilfe [...] besteht in der Unterstützung, in der teilweisen oder vollständigen Übernahme der Verrichtungen im Ablauf des täglichen Lebens oder in Beaufsichtigung oder Anleitung mit dem Ziel der eigenständigen Übernahme dieser Verrichtungen. Gewöhnliche und regelmäßig wiederkehrende Verrichtungen im Sinne des Absatzes 1 sind: im Bereich der Körperpflege das Waschen, Duschen, Baden, die Zahnpflege, das Kämmen, Rasieren, die Darm- oder Blasenentleerung (1.),im Bereich der Ernährung das mundgerechte Zubereiten oder die Aufnahme der Nahrung (2.), im Bereich der Mobilität das selbständige Aufstehen und Zu-Bett-Gehen, An- und Auskleiden, Gehen, Stehen, Treppensteigen oder das Verlassen und Wiederaufsuchen der Wohnung (3.), im Bereich der hauswirtschaftlichen Versorgung das Einkaufen, Kochen, Reinigen der Wohnung, Spülen, Wechseln und Waschen der Wäsche und Kleidung oder das Beheizen (4.)"* (Bundesministerium der Justiz und für Verbraucherschutz, 2016a). Unterschieden wurden zur Zeit der Befragung im deutschen System drei Pflegestufen (§ 15, SGB XI), wie in Tabelle 2 dargestellt. Für alle Pflegestufen werden vom Gesetzgeber monatliche Leistungssätze festgelegt, darüber hinaus anfallende Kosten müssen selbst finanziert werden. Wie in Tabelle 2 dargestellt, wird bei den Leistungssätzen nach der Art der Pflege unterschieden. Pflegegeld wird bei familiärer Pflege ausgezahlt, während Anspruch auf Pflegesachleistungen besteht, wenn Pflegeleistungen durch ambulante Dienste erbracht werden. In allen Pflegestufen ist der Leistungssatz bei vollstationärer Pflege am höchsten (Bundesministerium der Justiz und für Verbraucherschutz, 2016a). Daneben können u.a. Hilfen zur Kurzeit-, teilstationären- und Tagespflege, sowie Pflegehilfsmittel und wohnumfeldverbessernde Maßnahmen beantragt werden (§ 28, SGB XI). Zum 01. Januar 2017 wurden die Pflegestufen zugunsten von 5 Pflegegraden abgelöst, was für vorliegende Arbeit lediglich im Rahmen der Prospektive von Bedeutung ist, da die Erhebung der empirischen Daten vor Inkrafttreten der Reform abgeschlossen wurde.

Tabelle 2: Leistungen der sozialen Pflegeversicherung in den Pflegestufen, differenziert nach Pflegeart
(Stand: 2016)
(Bundesministerium der Justiz und für Verbraucherschutz, 2016a)

Pflegestufe	Kennzeichen der Pflegestufe	Pflege-geld	Pflegesach-leistung	Leistungen zur vollstationären Pflege
Stufe 0	Dementielle Erkrankung	123 Euro	231 Euro	-
Stufe I	*erhebliche Pflegebedürftigkeit* (Pflegeaufwand/ Tag: ≥ 90 min; davon ≥ 45 min für Grundpflege)	244 Euro	468 Euro	1.064 Euro
Stufe I (mit Demenz)		316 Euro	689 Euro	-
Stufe II	*schwere Pflegebedürftigkeit* (Pflegeaufwand/ Tag: ≥ 3 h; davon ≥ 2 h für Grundpflege)	458 Euro	1.144 Euro	1.330 Euro
Stufe II (mit Demenz)		545 Euro	1.298 Euro	-
Stufe III	*schwerste Pflegebedürftigkeit* (Pflegeaufwand/ Tag: ≥ 5 h; davon ≥ 4 h für Grundpflege)	728 Euro	1.612 Euro	1.612 Euro
Härtefall		-	1.995 Euro	1.995 Euro

2.4.1.5 Pflegesituation in Deutschland

Wenngleich in § 8, SGB XI dargelegt wird, dass *„die pflegerische Versorgung der Bevölkerung [...] eine gesamtgesellschaftliche Aufgabe"* sei (Bundesministerium der Justiz und für Verbraucherschutz, 2016a), müssen häufig *individuelle Lösungen* zur Bewältigung der mit der Pflegebedürftigkeit verbundenen Kosten und organisatorischen Herausforderungen getroffen werden, da die Leistungen der sozialen Pflegeversicherung nicht ausreichen, um die Pflegekosten zu decken. So besteht in Pflegestufe 3 eine durchschnittliche monatliche Deckungslücke von 1.950 Euro (ambulantes Setting), bzw. 1.750 Euro (stationäres Setting), die hauptsächlich out-of-pocket finanziert werden muss (Abbildung 3 und 4). Auch vor dem Hintergrund der finanziellen Belastung ist die Frage nach der *Pflegequalität* der professionellen Pflege also von hoher Relevanz, die sich in der Differenzierung nach Pflegesettings widerspiegelt, wie im Folgenden dargelegt:

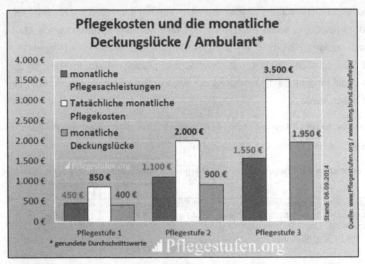

Abbildung 3: Deckungslücke ambulante Pflege
(Neubauer, 2016)

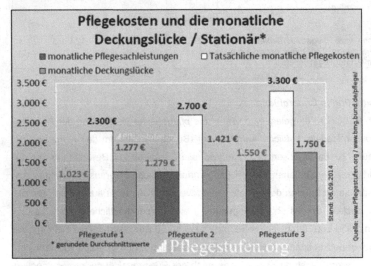

Abbildung 4: Deckungslücke stationäre Pflege
(Neubauer, 2016)

Von den 2,9 Millionen erfassten Pflegebedürftigen werden ca. 50 Prozent *vollständig* von Angehörigen versorgt (Haberkern und Brandt, 2010; Schulz und Geyer, 2014; Statistisches Bundesamt, 2017), womit der Anteil der Pflegebedürftigen ohne stationäre Pflege 73 Prozent beträgt (1,38 Millionen erhalten Pflegegeld und 692.000 Pflegesachleistungen). Insgesamt

783.000 (27 Prozent) werden vollstationär in Heimen versorgt (Statistisches Bundesamt, 2017).

Die Anzahl der tatsächlichen Pflegebedürftigen übersteigt dabei die der Empfänger von Pflegeleistungen, da nicht alle Betroffenen erfasst werden können, familiäre Pflege also auch abseits von sozialrechtlicher Unterstützung stattfindet. 64 Prozent aller pflegenden Angehörigen leisten eine weitgehend unbezahlte „Rund um die Uhr Pflege", die im Umfang oft einer Vollzeitbeschäftigung entspricht, oder diese sogar übersteigt (Schneekloth und Wahl, 2005).

73 Prozent der pflegenden Angehörigen im erwerbsfähigen Alter sind Frauen (Emrich et al. 2011), für welche die Pflegetätigkeit häufig Verlust der bisherigen Tätigkeit, Teilzeitbeschäftigung und Arbeitslosigkeit impliziert, woraus sich u.a. Negativauswirkungen auf die Rentenansprüche der familiär Pflegenden ergeben (Stroka und Linder, 2016; Rothgang und Unger, 2013). Der Produktionswert der Familienpflege in Deutschland wurde bereits 1997 auf 52,2 Mrd. Euro summiert, während die Leistungsausgaben der Pflegeversicherung im gleichen Jahr lediglich 14,2 Mrd. Euro erreichten (Schneider, 2006). Auch bei Fokussierung der Pflegequalität stellt sich in deutlicher Weise also auch die Frage, welcher *Wert* der Pflegetätigkeit an sich zugebilligt wird bzw. werden sollte (Value of Care) und zwar im familiären als auch im professionellen Setting.

2.4.2 Pflege und Hilflosigkeit im Schweizer System

2.4.2.1 Das System der sozialen Sicherung in der Schweiz: Abriss

In der Schweiz begann der Aufbau des modernen Sozialstaates erst in der Mitte des 20. Jahrhunderts.[15] Heute besteht ein Sozialversicherungssystem nach Bismarck-Typus, dass jedoch nur Teilaspekte der sozialen Sicherung abdeckt, während sich in anderen Segmenten ridge- und Marktsystematiken zeigen (Mäder, 2014). lich setzt sich das System der sozialen Sicherung in der Schweiz aus fünf Teilaspekten zusammen: Zunächst dem „Dreisäulensystem", das den eigentlichen Kern der Sozialversicherung bildet und die Alters-,

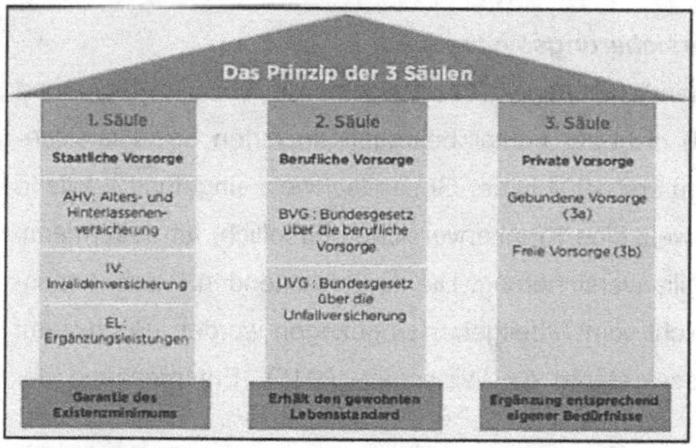

Abbildung 5: Kernaspekte des Sozialversicherungssystems in der Schweiz
(Bonus.ch, 2010)

---

[15] So wurden Sicherungssysteme gegen die Risiken Alter (1947), Unfall (1981) und Invalidität (1959) erst nach dem 2. Weltkrieg in der Gesamtschweiz eingeführt (Oschmiansky und Kühl, 2010).

Hinterlassenen- und Invalidenvorsorge beinhaltet. Zweitens der Zweitens der Schutz vor Krankheit und Unfall (Kranken- und Unfallversicherungen), drittens der Erwerbsersatz für Dienstleistende und bei Mutterschaft, viertens die Arbeitslosenversicherung sowie fünftens sog. „Familienzulagen", um die durch Kinderbetreuung entstehenden Kosten abzufedern (Bundesamt für Sozialversicherungen und Staatssekretariat für Wirtschaft, 2015). Hauptnorm ist die Schweizerische Bundesverfassung (Art. 111-118), die für das „Dreisäulensystem" folgendes vorgibt: *„Der Bund trifft Massnahmen für eine ausreichende Alters-, Hinterlassenen- und Invalidenvorsorge. Diese beruht auf drei Säulen, nämlich der eidgenössischen Alters-, Hinterlassenen- und Invalidenversicherung, der beruflichen Vorsorge und der Selbstvorsorge"* (Bundesrat Schweizerische Eidgenossenschaft, 2016a). Wie in Abbildung 5 dargestellt, soll die erste Säule das Existenzminimum garantieren und enthält die Alters- und Hinterlassenenversicherung (AHV), die Invalidenversicherung (IV), sowie Ergänzungsleistungen. Sie ist obligatorisch für alle und wird durch Sozialversicherungsabgaben paritätisch durch Arbeitnehmer und Arbeitgeber finanziert (AHV: 8,4 Prozent gesamt, je 4,2 Prozent; IV: 1,4 Prozent gesamt, je 0,7 Prozent) (Bundesamt für Sozialversicherungen und Staatssekretariat für Wirtschaft, 2015).[16] Die anderen vier Aspekte des Systems der sozialen Sicherung (insbesondere die Krankenversicherung) werden nicht durch Sozialversicherungsbeiträge, sondern durch Kopfpauschalen im Rahmen von Prämiensystemen und durch Beiträge der öffentlichen Hand (sowohl auf Bundes- als auch auf Kantonalebene) finanziert (Mäder, 2014; Bundesamt für Sozialversicherungen und Staatssekretariat für Wirtschaft, 2015). Von Relevanz ist der starke Föderalismus: Bundeseinheitlich werden nur Rahmenbedingungen vorgegeben, deren genaue Ausgestaltung den 26 Kantonen und rund 3.000 Gemeinden obliegt (Wicki, 2001).

2.4.2.2 Kennzeichen des Krankenversicherungssystems

Die Krankenversicherung als ein wesentlicher Aspekt des Systems der sozialen Sicherung gehört in der Schweiz (wie dargelegt) nicht zur primär beitragsfinanzierten Sozialversicherung und wurde in seiner jetzigen Form erst 1994 in der Gesamtschweiz eingeführt.[17] Wie in Deutschland besteht auch in der Schweiz eine Krankenversicherungspflicht für Jedermann, allerdings ohne Konzipierung als Familienversicherung. Die zu entrichtenden Prämien müssen direkt entrichtet werden, da sie nicht vom Arbeitgeber eingezogen werden (Bundesamt für Sozialversicherungen und Staatssekretariat für Wirtschaft, 2015). Entsprechend der

---

[16] Im Rahmen der 2. Säule soll das Leistungsniveau bei Eintritt der Risiken Alter, Tod des Partners oder der Eltern und Invalidität so weit angehoben werden, dass der gewohnte Lebensstandard (mit Abstrichen) erhalten werden kann. Die zweite Säule ist für alle selbstständig und nichtselbstständig Tätigen Pflicht, die ein festgelegtes Mindesteinkommen erzielen und in der ersten Säule bei der AHV versichert sind. Die Beiträge sind paritätisch aufgeteilt, wobei der Beitragssatz durch die jeweilige Vorsorgeeinrichtung des Arbeitgebers festgelegt wird (Bundesamt für Sozialversicherungen und Staatssekretariat für Wirtschaft, 2015). Die dritte Säule setzt sich schließlich aus freiwilligen, individuellen Beiträgen zusammen, die es den Versicherten ermöglichen, Versorgungslücken zu schließen und das Leistungsniveau bei der Alters-, Hinterlassenen- und Invalidenvorsorge weiter zu erhöhen.
[17] Zuvor bestand (seit 1911) ein Prämiensystem (KUVG), bei dem Versicherungsprämien nach dem Eintrittsalter abgestuft waren, was alte, potentiell pflegebedürftige Bürger übermäßig belastete.

Schweizerischen Bundesverfassung, Art. 117, erlässt der Bund Vorschriften über die Krankenversicherung, die dann auf kantonaler Ebene weiter spezifiziert werden (Bundesrat Schweizerische Eidgenossenschaft, 2016a). Die wesentlichen Vorgaben sind dabei im Krankenversicherungsgesetz (KVG) niedergelegt, wobei auch die Schweiz die Leistungen anhand der Kriterien Wirksamkeit, Zweckmäßigkeit und Wirtschaftlichkeit begrenzt (Art. 32, KVG) (Bundesrat Schweizerische Eidgenossenschaft, 2016b). Darüber hinaus besteht (ebenfalls analog zum deutschen GKV-System) ein vorgegebener Leistungskatalog, da alle Krankenversicherer den gleichen gesetzlich vorgeschriebenen Leistungsumfang übernehmen müssen (Bundesrat Schweizerische Eidgenossenschaft, 2016c).[18] Das Leistungsniveau der Schweizerischen Krankenversicherungen entspricht nicht jenem einer Vollversicherung und ist insbesondere durch Franchiseorganisation und z.T. hohe Selbstbeteiligungen limitiert, weswegen private Zusatzversicherungen eine wichtige Rolle spielen (Colombo und Tapsay, 2004).[19] Der von den Versicherten zu entrichtende Beitrag ist *einkommensunabhängig* und darf von den Kassen unter Beachtung mehrerer gesetzlicher Restriktionen frei festgelegt werden (Kopfprämie), wobei seitens des Bundesamtes für Gesundheit Altersgruppen und Prämienregionen definiert werden. Die Beitragshöhe ist jedoch abhängig vom gewählten Versorgungsmodell,[20] ferner gilt das Kostenerstattungsprinzip. Es besteht eine freie Versicherungswahl, wobei nicht alle Kassen in allen Kantonen/ Prämienregionen verfügbar sind (Nold, 2015; Indra et al. 2015; Eling und Parnitzke, 2006). Hinsichtlich der Gesamtkosten in Relation zum BIP/ GDP steht das Schweizer Gesundheitssystem mit 11,1 Prozent im OECD-Vergleich an dritter Stelle (OECD, 2015).

2.4.2.3 Rechtliche Vorgaben und Normen des Pflegesystems

Anders als in Deutschland hat sich in der Schweiz für die Langzeitpflege kein gesonderter Zweig der Sozialversicherung bzw. des Systems der sozialen Sicherung herausgebildet. Bei vorliegender Hilflosigkeit greifen sowohl Leistungsaspekte der Krankenversicherung als auch der AHV und IV, die zusammengenommen einen Großteil der anfallenden Pflegekosten kompensieren, zumal Zuschüsse seitens der Kantone erfolgen. Während in Deutschland der Maximalbetrag festgelegt ist, der in Abhängigkeit von der Pflegestufe von der Pflegeversicherung übernommen wird, wurde in der Schweiz entsprechend Art. 25a, Absatz 5 KVG ein von den Pflegebedürftigen selbst zu tragender Maximalbetrag definiert: *„Der versicherten Person dürfen von den nicht von Sozialversicherungen gedeckten Pflegekosten höchstens 20 Prozent des höchsten vom Bundesrat festgesetzten Pflegebeitrages überwälzt werden.*

---

[18] Den Kassen ist es dabei anders als in Deutschland nicht gestattet, darüber hinaus gehende „freiwillige Leistungen zu vergüten, wie im Krankenversicherungsaufsichtsgesetz (KVAG) dargelegt.
[19] Der Franchise-Betrag bildet die Schwelle, unterhalb der sämtliche anfallenden Kosten vom Versicherten selbst getragen werden müssen. Er ist relativ frei aushandelbar, darf bei Erwachsenen aber nicht unter 300 CHF und nicht über 2.500 CHF liegen. Der Selbstbehalt an den nach Abzug der Franchise verursachten Kosten beträgt i.d.R. 10 Prozent (Maximalbetrag pro Jahr: 700 CHF). Bei Minderjährigen gelten beim Franchise und der Selbstbeteiligung reduzierte Beträge.
[20] Als Alternativen stehen hier Hausarzt- und Bonusmodelle, das Modell der freien Arztwahl und das Health Maintenance Organization Modell zur Verfügung.

Die Kantone regeln die Restfinanzierung" (Bundesrat Schweizerische Eidgenossenschaft, 2016b). Die Höhe bzw. der Anteil an den Gesamtpflegekosten, welche von der Krankenversicherung übernommen werden, bleibt dabei undefiniert und wird zwischen der Versicherung des Pflegebedürftigen und dem zuständigen Kanton individuell ausgehandelt, da Art. 25a, Abs. 1 KVG nur allgemein auf die Beteiligungspflicht der Krankenversicherung hinweist: *„Die obligatorische Krankenpflegeversicherung leistet einen Beitrag an die Pflegeleistungen, welche aufgrund einer ärztlichen Anordnung und eines ausgewiesenen Pflegebedarfs ambulant, auch in Tages- oder Nachtstrukturen, oder im Pflegeheim erbracht werden"* (Bundesrat Schweizerische Eidgenossenschaft, 2016b). Wenn der Zustand der Hilflosigkeit ununterbrochen mindestens ein Jahr bestanden hat, werden darüber hinaus Leistungen der IV (bei Pflegebedürftigen, welche das Renteneintrittsalter noch nicht erreicht haben) bzw. der Hilflosenentschädigung im Rahmen der AHV fällig (Bundesrat Schweizerische Eidgenossenschaft, 2016d),[21] womit die nicht von der Krankenversicherung und den Kantonen finanzierten 20 Prozent der Gesamtpflegeaufwendungen häufig gedeckt werden können (Indra et al. 2015; Portenier et al. 2015; Wild, 2010). Im internationalen Vergleich entspricht der Anteil der Gesamtkosten im Vergleich zum BIP/ GDP, der für Maßnahmen im Rahmen der Langzeitpflege aufgewendet wird, mit 1,5 Prozent in etwa dem OECD-Durchschnitt von 1,6 Prozent (vgl. Abb. 2 in Kap. 2.4.1.3) (OECD, 2013).

2.4.2.4 Einstufungen

In der Schweiz werden bei ambulanter Pflege (in der Schweiz von Spitex-Institutionen[22] erbracht) drei Grade der Hilflosigkeit unterschieden, die nicht wie in Deutschland anhand des Pflegebedarfs in Minuten sondern anhand der Anzahl derjenigen Lebensverrichtungen bestimmt werden, bei denen die hilflose Person dauerhaft auf die Hilfe Dritter angewiesen ist. Unterschieden werden sechs alltägliche Lebensvorrichtungen: Ankleiden/ Auskleiden, Aufstehen/ Absitzen/ Abliegen, Essen, Körperpflege, Notdurft, Fortbewegung. *Leichte Hilflosigkeit* (1. Grad) liegt vor, wenn der Betroffene in mindestens zwei Bereichen dauerhaft auf Hilfe anderer angewiesen ist, oder dauerhafter persönlicher Überwachung bedarf. Bei *mittelschwerer Hilflosigkeit* (2. Grad) muss bei vier alltäglichen Lebensbereichen regelmäßiger Hilfsbedarf bestehen, während zur Feststellung von *schwerer Hilflosigkeit* alle sechs Bereiche betroffen sein müssen. Die Einstufung erfolgt nach Antrag ärztlicherseits, wird in *stationären* Einrichtungen IT-basiert jedoch noch weiter entsprechend dem täglichen Pflegebedarf in Minuten in *12 Pflegestufen* differenziert (Pflegestufe 1: 20 Minuten; Pflegestufe 12: mehr als 220 Minuten).[23] Entsprechend der rechtlichen Vorgaben werden die Kostensätze für die

---

[21] Bei Frauen ab dem vollendeten 64. und bei Männern ab dem vollenden 65. Lebensjahr.

[22] Spitex= **spitalex**terne Hilfe und Pflege.

[23] I.d.R. werden hilflose Personen mit *leichter* Hilflosigkeit in die Pflegestufen 1 bis 4, bei *mittelschwerer* Hilflosigkeit in die Pflegestufen 5 bis 8 und bei *schwerer* Hilflosigkeit in die Pflegestufen 9 bis 12 eingestuft (Portenier et al. 2015; Bundesamt für Sozialversicherungen und Staatssekretariat für Wirtschaft, 2015; Bundesrat Schweizerische Eidgenossenschaft, 2016d und 2016e; SVA Basel-Landschaft, 2015).

erbrachten Pflegeleistungen sowohl für die ambulante Spitexpflege als auch für stationäre Leistungen in Pflegeheimen auf *kantonaler Ebene* zwischen den Anbietern, den Versicherern und den Kantonalvertretern ausgehandelt. So betragen z.B. im Kanton Basel-Landschaft die Pflegenormkosten in der ambulanten Pflege für die Grundpflege aktuell 75,60 CHF für die erste Stunde. Davon entfallen 54,60 CHF auf den Krankenversicherer, 13 CHF auf die Gemeinde und 8 CHF auf den Betroffenen. Da entsprechend der rechtlichen Vorgaben max. 8 CHF pro Tag an Selbstbeteiligung anfallen dürfen, verringern sich die Pflegenormkosten ab der 2. Stunde um den genannten Betrag (Basel-Landschaft, 2016a). Im stationären Setting betragen die Pflegenormkosten hier bei Pflegestufe 12 aktuell 261,60 CHF pro Tag (Versicherer: 108,00 CHF; Gemeinde: 132,00 CHF). Der Bewohner müsste entsprechend Art. 25a, Absatz 5 KVG hier 20 Prozent, also 21,60 CHF täglich übernehmen, was jedoch durch IV-/AHV-Zuschüsse abgefedert werden kann (Basel-Landschaft, 2016b). Tabelle 3 zeigt die Leistungssätze entsprechend dem Pflegegrad, der sich jeweils anteilig an der aktuellen minimalen Altersrente bemisst. Bei der Höhe der Entschädigungszahlung wird *nicht* nach der Art der Pflege differenziert (Portenier et al. 2015; Bundesamt für Sozialversicherungen und Staatssekretariat für Wirtschaft, 2015). Im Kanton Basel-Landschaft würden die Leistungen der Hilflosenentschädigung ausreichen, um bei *ambulanter Pflege* die Selbstbeteiligung (8 CHF pro Tag entspricht 240 CHF in 30 Tagen) zu refinanzieren.

Tabelle 3: Leistungen der AHV-Hilflosenentschädigung (Stand: 2015)
(Bundesamt für Sozialversicherungen und Staatssekretariat für Wirtschaft, 2015)

	In Relation zur minimalen Altersrente	Entschädigung
Leichte Hilflosigkeit	20%	235 CHF
Mittelschwere Hilflosigkeit	50%	588 CHF
Schwere Hilflosigkeit	80%	940 CHF

Vor allem die Unterbringungskosten in Schweizer Pflegeinstitutionen (Hotelierkosten) sind allerdings sehr hoch. Hier können allerdings Ergänzungsleistungen beantragt werden, während bei Mittellosigkeit die Gemeinden einspringen. Hilfsmittel müssen größtenteils privat getragen werden und werden von der Krankenversicherung nur bezuschusst.[24]

---

[24] Die Leistungshöhe zur Finanzierung von Pflegeleistungen ist im Schweizer System also insbesondere bei der häuslichen Pflege derjenigen des deutschen Systems überlegen.

2.4.2.5 Pflegesituation in der Schweiz

Auch in der Schweiz ist die familiäre Pflege, die hier häufig als *Angehörigenpflege* bezeichnet) wird, von großer Bedeutung. Da der Anteil der über-65-Jährigen, der in Pflegeinstitutionen lebt, mit 7,5 Prozent höher ist als in Deutschland (5 Prozent), wird allerdings von einem im direkten Länder-Vergleich geringeren Anteil an Pflegebedürftigen ausgegangen, die familiär versorgt werden (Höpflinger, 2004; Höpflinger et al. 2011). Der Anteil der Pflegebedürftigen der *zuhause* versorgt wird (also sowohl familiär als auch ambulant durch Spitex-Organisationen), wird auf 55 bis 60 Prozent geschätzt (Höpflinger, 2004). Da seitens des Systems der sozialen Sicherung bezüglich der Leistungshöhe nicht zwischen den Pflegesettings differenziert wird (da nicht unterschiedliche Leistungen für familiäre und professionelle Pflegearrangements bestehen), ist nicht bekannt, wie viele Pflegebedürftige *ausschließlich* familiär versorgt werden. Im Jahre 2011 wurden insgesamt 251.000 Personen von der Spitex gepflegt und/ oder betreut (Bundesamt für Statistik, 2012; Höpflinger et al. 2011; Schweizerische Eidgenossenschaft, Bundesrat, 2014), unklar bleibt jedoch, wie groß der Anteil derjenigen ist, bei denen keine Hilflosigkeitseinstufung vorliegt, weil z.B. nur hauswirtschaftliche Leistungen/ Essen auf Rädern von der Spitex in Anspruch genommen werden, oder nur kurzfristig Hilfe benötigt wurde (z.B. nach einem Unfall). Ferner bleibt unklar, in wie vielen Fällen die familiäre Pflege von der Spitex lediglich unterstützt wird. Auch in der Schweiz wird ein Großteil der familiären Pflegeleistungen jedoch von Frauen erbracht (hauptsächlich (Ehe-)frauen und (Schwieger-)töchter), die *dreimal* häufiger in die Angehörigenpflege eingebunden sind: So leisten 3,3 Prozent der Frauen, aber nur 1,1 Prozent aller Männer häusliche Pflegearbeit. Der Geldwert aller in der Schweiz erbrachten familiären Dienst- und Pflegeleistungen wurden im Jahre 2005 auf 4,3 Mrd. CHF geschätzt (Höpflinger, 2004; Höpflinger et al. 2011; Schön-Bühlmann, 2005).

2.5 Qualitätsmessung in der Langzeitpflege

2.5.1 Pflegequalität und Qualitätsmanagement: Begriffsdimensionen

Die Bedeutung der Qualität in Gesundheitsversorgung und Pflege ist bereits im einleitenden Kapitel dargestellt worden. Da der Begriff der Qualität auf den *„Grad des erreichten Erfolgs"* verweist (Herold, 2011), dient die Qualitätsüberprüfung dazu, die Erreichung der festgelegten Qualitätsziele zu eruieren. Mittels des *Qualitätsmanagements* soll also sichergestellt werden, *„dass die betrieblichen Arbeitsabläufe so gestaltet werden, dass alle qualitativen Anforderungen an die Produkte oder Dienstleistungen berücksichtigt und erfüllt werden. Qualitative Anforderungen können entweder explizit definiert vorliegen (z.B. als Arbeitsanweisung oder interne Richtlinie) oder implizit vorausgesetzt werden (z.B. als unausgesprochene Kundenerwartung). Das QM führt somit nicht zwangsläufig zu einer besseren Leistung oder zu einem höherwertigen Ergebnis, sondern steuert nur die Erreichung der vorgegebenen Quali-*

tätsziele. [...] *Entsprechend besagen Qualitätszertifizierungen* [...] *nichts über die Produktqualität aus, sondern nur über die Umsetzung des Qualitätsmanagementprozesses"* (Schneider et al. 2008). Vom Begriff des Qualitätsmanagements abzugrenzen ist der Terminus Qualitätssicherung, die *„als Bestandteil des Qualitätsmanagements alle organisatorischen und technischen Maßnahmen* [umfasst], *die vorbereitend, begleitend und prüfend der Schaffung und Erhaltung einer definierten Qualität eines Produkts oder einer Dienstleistung dienen"* und damit als Teilbereich des Qualitätsmanagements dessen operative Ebene beschreibt aber auch dem inter- und intrasektoralen Vergleich von Qualitätsmessungen dient (z.B. im Rahmen der extern vergleichenden Qualitätssicherung) (Springer Gabler Verlag, 2016).

2.5.2 Dimensionen der Pflegequalität

Bei der Fokussierung der Pflegequalität ist von Bedeutung, dass die Qualität der Versorgung niemals als Ganzes gemessen werden kann, weswegen einzelne Qualitätsaspekte gesondert voneinander betrachtet werden. Für die Qualitätsbeurteilung im Gesundheitssystem hat sich die von Donabedian entwickelte Trias bestehend aus der Struktur-, Prozess- und die Ergebnisqualität durchgesetzt (Donabedian, 1977; Badura, 1999; GBE-Bund, 2006). Bezogen auf die LTC wird bei der Messung der *Strukturqualität* fokussiert, ob innerhalb der (ambulanten oder stationären) Pflegeinstitution überhaupt die Voraussetzungen für die Erfüllung der definierten Qualitätsstandards vorliegen [bezogen z.B. auf die qualitative und quantitative Gestaltung des Personals, also, ob ausreichend Pflegende (im Sinne des definierten Pflegeschlüssels) zur Verfügung stehen und ob der Ausbildungs- und Kenntnisstand der Pflegenden den beruflichen Anforderungen genügt]. Die *Prozessqualität* untersucht, inwiefern standardisierte Abläufe funktionieren, also ob die pflegerischen und therapeutischen Maßnahmen entsprechend der Leitlinien-Empfehlungen durchgeführt werden und ob der Pflegeprozess entsprechend der Vorgaben dokumentiert wird. Bei der *Ergebnisqualität* sind schließlich die Pflegeoutcomes von Interesse, überprüft wird also, wie sich die Pflegemaßnahmen z.B. auf die gesundheitsbezogene Lebensqualität der Pflegebedürftigen auswirken (GBE-Bund, 2006; Engel, 2007). Wenngleich die Donabedian'sche Trias auch zur Bewertung von Pflegemaßnahmen in der Langzeitpflege durchgesetzt hat, wird die strikte Beschränkung derselben kritisch diskutiert, u.a., weil die Vielschichtigkeit einer *guten Pflege* auf die drei Dimensionen begrenzt wird, wobei viele Variablen unberücksichtigt bleiben. Ferner wird darauf hingewiesen, dass sich die drei Dimensionen in deutlicher Weise gegenseitig bedingen, die Ergebnisqualität aber eben nicht nur von günstigen Strukturen und Prozessen abhängig ist. Vor allem in der Langzeitpflege ist eine stärkere Fokussierung der *Ergebnisqualität* angeraten, wobei schon Donabedian darauf hinwies, dass die evaluierten Änderungen des physischen und physiologischen Zustands um jenes des sozialen und psychologischen Zustandes erweitert werden sollte (Hasseler, 2014; Trukeschitz, 2011; Eberlein-Gonska, 2011). Wie Hasseler (2014) betont, können bei der Qualitätsmessung in der Langzeitpflege vier wesentliche Herausforderungen identifiziert werden: *„Die erste umfasst den Begriff der Qualität in der Pflege, der noch nicht ausreichend entwickelt ist* [...]. *Die zweite Herausforderung besteht* [...] *darin, den Qualitätsbegriff inhaltlich zu füllen und auf dessen Basis Merkmale zu ermitteln, die geeignet sind, Qualität darzustellen. Die dritte Herausforderung bezieht sich auf die Entwicklung von Qualitätskriterien, die eine Bewertung der Qualitätsmerkmale ermöglichen. Die vierte Herausforderung umfasst schließlich die Anforderung und Herausforderung, zu den Kriterien Indikatoren zu ermitteln, die das Bewertungsniveau anzeigen".*

2.5.3 Qualitätsinstrumente in der Langzeitpflege

Um innerhalb eines QM-Prozesses in der Langzeitpflege beurteilen zu können, welcher Qualitätsgrad erreicht wurde, werden Qualitätsinstrumente genutzt. Sie dienen im Rahmen des Qualitätsmanagements dazu, die Zielerreichung zu überprüfen und die fortlaufende Weiterentwicklung einzelner Qualitäts*kriterien* voranzutreiben, die Eigenschaften bezeichnen, *„deren Erfüllung typischerweise bei einer qualitativ hochwertigen Versorgung erwartet wird"* (Ärztliches Zentrum für Qualität in der Medizin, 2009). Bei der Überprüfung der Zielerreichung in der Langzeitpflege finden hierbei insbesondere Qualitätsindikatoren, Expertenstandards, Pflegemodelle, Prozessbeschreibungen und Systematisierungsmaßnahmen bei der Pflegedokumentation (u.a. PDCA-Zyklus), Audits zur Überprüfung der Einhaltung von geforderten Standards oder Maßnahmen zur Erhöhung der innerbetrieblichen Verantwortungsbereitschaft (u.a. Qualitätszirkel und Supervisionen) als Qualitätsinstrumente Verwendung (Görres et al. 2006).

Qualitätsindikatoren sollen dabei als Hilfsgrößen Zahlenverhältnisse ausdrücken, stellen also Maße dar, *„deren Ausprägung eine Unterscheidung zwischen guter und schlechter Qualität von Strukturen, Prozessen, und/oder Ergebnissen ermöglichen sollen"* (Ärztliches Zentrum für Qualität in der Medizin, 2009). Qualitätsindikatoren bestehen zu einer Vielzahl an pflege- und versorgungsrelevanten Aspekten von pflegebedürftigen Patientinnen und Patienten, so z.B. zur Thematik Dekubitusprophylaxe. Dekubitalulcera bezeichnen dabei grundsätzliche Druckgeschwüre der Haut und des darunter liegenden Gewebes, die sich insbesondere bei immobilen und/oder bettlägerigen Pflegebedürftigen entwickeln. Da diese auch in Folge von mangelhafter Lagerung und unzureichendem Wundmanagement entstehen können, gelten selbige als Indikator für eine qualitativ hochwertige (bei seltenem Auftreten) bzw. optimierungsbedürftige (bei häufigem Auftreten) Langzeitpflege. Bei der Erhebung des Pflegeindikators Dekubitusprophylaxe würde dementsprechend untersucht werden, bei wie vielen Pflegebedürftigen es aufgrund von unzureichender Prophylaxe zu Dekubitalulcera kam (AQUA, 2014).

Mit dem Begriff des Qualitätsindikators verknüpft zeigt sich der Terminus des Pflege- oder Expertenstandards, der zu einzelnen Themenbereichen das verfügbare Expertenwissen möglichst evidenzbasiert zusammenfasst, womit Expertenstandards z.B. zur Thematik Dekubitusprophylaxe das aktuellste Wissen vorhalten und Maßnahmen ableiten, deren Einhaltung dann durch die Qualitätsindikatoren überprüft werden kann. Sie stellen damit *„ein professionell abgestimmtes Leistungsniveau [dar], das den Bedürfnissen der damit angesprochenen Bevölkerung angepasst ist und Kriterien zur Erfolgskontrolle der Pflege mit einschließt. Standards müssen innovative und komplexe Inhalte transportieren, eignen sich also für Pflegeprobleme mit erheblichem Einschätzungsbedarf und Pflegehandlungen mit hohem Interaktionsanteil"* (Moers, Schiemann, 2004). Expertenstandards werden von Expertenarbeitsgruppen erarbeitet, die das erforderliche Wissen im Rahmen einer Literaturanalyse zusammenstellen (Moers, Schiemann, 2004; Schiemann et al. 2014).

Zu den Qualitätsinstrumenten wird ferner die Nutzung von *Pflegemodellen* gezählt, die grundsätzlich der Arbeitsorganisation in der Langzeitpflege und damit der Qualitätsentwicklung dienen (Müller, 2008). Pflegemodelle bezeichnen theoretische Ansätze, die die Aufgaben und Tätigkeiten der beruflich Pflegenden definieren, einzelne Pflegeprozesse empirisch beschreiben und die einzelnen Arbeitsschritte systematisieren und zwar im Kontext einer „idealen" Pflege, deren Kennzeichen abhängig von den zugrundeliegendem Menschen- und Weltbild sind (Hallensleben, 2003).

Wesentlich für die Qualitätsanalyse sind weiterhin *Prozessbeschreibungen*, die dadurch gekennzeichnet sind, dass die einzelnen Pflegeprozesse nicht nur dokumentiert, sondern vor dem Ziel einer kontinuierlichen Verbesserung so dargelegt werden, dass Teilaspekte stets an sich ändernde Prozessbedingungen angepasst werden können, wobei die Evaluation der Prozessgestaltung stets in einem kontinuierlichen Qualitätsverbesserungsprozess münden sollte. Damit dienen Prozessbeschreibungen (z.B. im Rahmen der Pflegedokumentation) der Systematisierung und der Überprüfung der Zielerreichung von Teilschritten, z.B. durch Anwendung des PDCA-Zyklus (Görres et al. 2006). Dem PDCA-Zyklus (auch Deming-Zyklus genannt) zur Folge (plan-do-check- act) vollzieht sich das Qualitätsmanagement in einem ständigen Kreislauf, in welchem die vollzogenen Prozesse immer wieder neu überprüft und die Ergebnisse der Evaluierung zwecks Optimierung in das zu prüfende System eingespeist werden. Im ersten Schritt (plan) werden Ziele und Maßnahmen zur Zielerreichung aufgrund der Analyse der Ausgangssituation festgelegt. Im zweiten Schritt werden die geplanten Maßnahmen ausgeführt (do), während danach (check) mittels Kennzahlen überprüft wird, ob die Prozesse wie geplant laufen und inwiefern die Ziele und Verbesserungsmaßnahmen umgesetzt werden konnten. Im vierten Schritt (act) wird dann auf die Konsequenzen der Überprüfung reagiert. Im Anschluss erfolgt wiederum die Planungsphase zur erneuten Festlegung von Maßnahmen. Der PDCA-Zyklus gehört mittlerweile zu den am häufigsten genutzten QM-Instrumenten zur Dokumentation des Prozessfortschritts (Piechotta, 2008).

Von Relevanz für die Qualitätsüberprüfung und –förderung sowie im Rahmen der Förderung eines kontinuierlichen Verbesserungsprozesses sind ferner Audits, Qualitätszirkel und Supervisionen. *Audits* sind dadurch gekennzeichnet, dass durch einen speziell geschulten Auditor untersucht wird, ob die einzelnen Prozesse, Anforderungen und Richtlinien die geforderten Standards erfüllen. Fokussiert werden also der Ist-Zustand und die Zielerreichung, wobei etwaige Verbesserungsbedarfe identifiziert werden sollen (Görres et al. 2006; Schmidt, 2016). Bei *Qualitätszirkeln* wird eine Verbesserung der Prozessabläufe dadurch erreicht, dass Arbeitsgruppen, die sich aus mehreren Mitarbeitenden der Pflege aus verschiedenen Hierarchiestufen zusammensetzen, regelmäßig zusammenkommen, um Problembereiche zu thematisieren, Lösungsvorschläge ausarbeiten und zur Umsetzung derselben beitragen. Anders als bei Audits oder bei Qualitätsmaßnahmen, die von der Leitungsebene angestoßen werden, können bei Qualitätszirkeln interessierte Mitarbeitende mit direktem Praxisbezug im Sinne einer bottom-up-Orientierung an den Qualitätsverbesserungsmaßnahmen beteiligt werden (Görres et al. 2006; Schmidt, 2016). *Supervisionen* stellen sich schließlich als Qualitätsinstrument dar, bei dem Aspekte des Audits mit jenen von Qualitätszirkeln verknüpft werden. Kennzeichnend ist hierbei, dass verschiedene Mitarbeitende oder Mitarbeitergruppen von einem speziell dafür qualifizierten Supervisor hinsichtlich der Reflektion und Verbesserung ihres eigenen Handels beraten werden. Im Rahmen von Fall- und Teamsupervisionen wird dabei diskutiert, welche konkreten Pflegemaßnahmen bei bestimmten Fällen eingeleitet wurden (Ist-Zustand) und welche Maßnahmen hätten ergriffen werden müssen (Soll-Zustand) (Müller et al. 2005; Kanzok, 2011).

Die unterschiedlichen Aspekte weisen auf eine Überbetonung der Struktur- und Prozessqualität hin, während die Ergebnisqualität lediglich bei den Qualitätsindikatoren mit berücksichtigt wird (Hasseler, 2014; Trukeschitz, 2011; Eberlein-Gonska, 2011). Wesentliche Instrumente des einrichtungsbezogenen Qualitätsmanagements in der Langzeitpflege stellen dementsprechend u.a. das Setzen von Qualitätszielen, die Regelung von Verantwortlichkeiten, das Nutzen von Praxishandbüchern und Checklisten, die Durchführung von Teambesprechungen, die Implementierung von Mitarbeitenden- und Klienten(zufriedenheits-)befragungen, die Einführung eines Weiterbindungs- und Fortbildungsregimes sowie eines Fehler-, Risiko-, Beschwerde-, und Notfallmanagements dar. (Hauer et al. 2011; Leichsenring et al. 2015; Ehmann, 2005).

Unklar bleibt an dieser Stelle, welche Differenzen und Gemeinsamkeiten sich zwischen Deutschland und der Schweiz bei der Nutzung einzelner Qualitätsinstrumente zeigen, ob sowohl hinsichtlich der Vorgaben als auch bezogen auf die Umsetzung Unterschiede in der

Schwerpunktsetzung im einrichtungsbezogenen Qualitätsmanagement bestehen und wie die Art der Qualitätsdarlegung daraus resultierend jeweils charakterisiert werden kann.

2.5.4 Bedeutung von grenzüberschreitenden Qualitätsmessungen

Die Notwendigkeit einer grenzüberschreitenden Erhebung der rechtlichen Qualitäts-Vorgaben und der Umsetzung derselben im Rahmen des einrichtungsbezogenen Qualitätsmanagements ergibt sich aus dem bestehenden Mangel entsprechender Untersuchungen, da keine Vergleichsstudien zur Versorgungsqualität, zur Qualitätsdarlegung und zu den Qualitätsvorgaben vorliegen. Eine systematische Literaturanalyse erbrachte für die Grenzregion Lörrach-Basel keine Ergebnisse. Grenzüberschreitende Qualitätsüberprüfungen sind jedoch von Nöten, um zur Transparenz der Anstrengungen zur Qualitätssicherung und -förderung beizutragen und damit der Vertrauensbildung in der grenzüberschreitenden Gesundheitsversorgung Vorschub zu leisten (Simoes et al. 2010). Insbesondere vor dem Hintergrund des demographischen Wandels, der die Pflegesysteme europaweit vor Herausforderungen stellt und den Entwicklungen hin zu einer patientenzentrierten Individualisierung der Versorgung (die sich in den Grenzregionen auch der Ressourcen des Nachbarlandes bedienen kann und soll) sind kritische Reflektionen der eigenen Versorgungsergebnisse sowie die Entwicklung einer Kultur des transparenten und kontinuierlichen voneinander Lernens zentral, um Weiterentwicklungen der Pflegequalität in beiden Pflegeregionen durch Kooperation zu ermöglichen, anstatt (wie bisher dominierend) Qualitätsförderung als Stärkung der eigenen Marktposition in einem von Konkurrenz geprägten Gesundheits- und Langzeitpflege-Sektor zu betrachten. Wenngleich angenommen werden kann, dass die Anstrengungen bei der die Langzeitpflege betreffenden Qualitätssicherung und dem Qualitätsmanagement jeweils fortgeschritten sind, ist unklar, wo Gemeinsamkeiten und wo zentrale Unterschiede in der Qualitätsdarlegung bestehen. Grenzüberschreitende Qualitätsdarlegungen können ferner dazu beitragen, nicht nur die Effizienz der Versorgung als Ganzes (indem systematische Schwächen aufgezeigt werden) zu erhöhen, sondern auch die Performanz der Qualitätsüberprüfung selbst zu verbessern, da häufig nicht nachgewiesen ist, ob die Vielzahl der angewendeten Qualitätsmaßnahmen im Kosten-Nutzen-Vergleich überhaupt den erwarteten Benefit generiert, ob einzelne Aspekte bisher überbewertet und ob andere bisher vernachlässigt wurden. Grenzüberschreitende Qualitätsmessungen in der Langzeitpflege dienen damit allen beteiligten Akteuren, insbesondere den Pflegebedürftigen, den professionell Pflegenden, den Kostenträgern und den umgebenden Pflegesystemen als Ganzes, da positive Aspekte und sich als effizient herauskristallisierende Maßnahmen der Qualitätssicherung und -verbesserung grenzüberschreitend eingesetzt werden könnten.

3. Ziele der Arbeit und Forschungsfragen

Ziel der vorliegenden Masterarbeit ist es, anhand einer empirischen Untersuchung zu analysieren, wie sich das einrichtungsbezogene Qualitätsmanagement in ambulanten und stationären Pflegeinstitutionen in der deutsch-schweizerischen Grenzregion (Lörrach-Basel) im Kontext der unterschiedlichen zugrundeliegenden Pflege(qualitäts)systeme gestaltet. Konkret soll anhand der statistischen Analyse einer Fragebogenerhebung ambulanter und stationärer Pflegeinstitutionen im Landkreis Lörrach (Deutschland) und den Kantonen Basel-Stadt und Basel-Landschaft (Schweiz) untersucht werden, wie Qualität in der Pflege jeweils dargelegt wird, welche Gemeinsamkeiten und Unterschiede sich beim einrichtungsbezogenen Qualitätsmanagement zeigen und inwiefern sich diese durch Unterschiede in den Vorgaben der jeweiligen Pflegequalitätssysteme plausibel erklären lassen. Vorab sollen anhand einer Literaturanalyse die sozialrechtlichen Bestimmungen untersucht werden, um festhalten zu können, welche Vorgaben zur Qualitätsüberprüfung jeweils bestehen. Der empirischen Untersuchung ist also eine vorbereitende Analyse vorgestellt, welche die Rahmenbedingungen der Qualitätsdarlegung untersucht, deren Einhaltung dann bei der empirischen Untersuchung fokussiert wird.

Daraus abgeleitet ist das Ziel der vorliegenden Masterarbeit, folgende Forschungsfrage zu beantworten: *Wie gestaltet sich das einrichtungsbezogene Qualitätsmanagement in ambulanten und stationären Pflegeinstitutionen in der deutsch-schweizerischen Grenzregion (Lörrach-Basel) im Kontext der unterschiedlichen zugrundeliegenden Pflege(qualitäts)systeme?*

Für die vorbereitende Untersuchung lassen sich dabei 2 Fragen ableiten:

1. Durch welche Aspekte und Vorgaben sind das deutsche und das schweizerische Pflegequalitätssystem jeweils gekennzeichnet?
2. In welchen Bereichen unterscheiden sich die beiden Pflegequalitätssysteme hinsichtlich der jeweiligen sozialrechtlichen Vorgaben?

Der empirischen Untersuchung sind hingegen 12 Fragen untergeordnet, die einer eingehenden Beantwortung zugeführt werden sollen:

1. In welchen Bereichen des einrichtungsbezogenen Qualitätsmanagements zeigten sich Unterschiede hinsichtlich der Verteilungsparameter ambulant-stationär und städtisch-ländlich?
2. Welche Gemeinsamkeiten und Unterschiede zeigen sich im grenzüberschreitenden Vergleich hinsichtlich der Qualitätspolitik und -strategie?
3. Welche intern durchgeführten qualitätssichernden Maßnahmen in der Dimension Sicherheit dominieren im grenzüberschreitenden Vergleich?

4. In welchen Bereichen zeigen sich unterschiedliche Schwerpunktsetzungen hinsichtlich der Mitarbeiter- und Patienten-Orientierung?

5. Wie werden im direkten Vergleich Kommunikationsprozesse innerhalb des QM gestaltet?

6. Welcher Einfluss kommt extern vergleichenden Qualitätssicherungsmaßnahmen zu?

7. In welchen Bereichen des einrichtungsbezogenen Qualitätsmanagements haben die an der Befragung teilnehmenden Institutionen aus *Deutschland* die expliziten Vorgaben von SGB XI erfüllt, bei welchen Aspekten besteht Optimierungsbedarf?

8. In welchen Bereichen des einrichtungsbezogenen Qualitätsmanagements haben die an der Befragung teilnehmenden Institutionen aus der *Schweiz* die expliziten nationalen und kantonalen Vorgaben erfüllt, bei welchen Aspekten bleiben sie hinter den Anforderungen zurück?

9. Inwiefern lassen sich die Unterschiede in der Schwerpunktsetzung durch unterschiedliche Vorgaben der Pflegequalitätssysteme erklären? In welchen QM-Segmenten leisten die Institutionen im grenzüberschreitenden Vergleich mehr als von den jeweiligen Pflegequalitätssystemen gefordert?

10. In welchen Bereichen der Qualitätsdarlegung könnten beide Systeme durch eine vertiefte grenzüberschreitende Zusammenarbeit von den Erfahrungen des Anderen profitieren, wo bestehen möglicherweise systembedingte Hürden durch ungleiche Vorgaben und Rahmenbedingungen?

11. In welchen Bereichen des internen Qualitätsmanagements zeigen sich zwischen deutschen und schweizerischen Institutionen Gemeinsamkeiten, wo können wesentliche Unterschiede identifiziert werden?

12. Wie wird Qualität jeweils bewertet und wie unterscheiden sich die Bewertungen?

4. Material und Methoden

4.1 Literaturrecherche der vorbereitenden Untersuchung

Im Rahmen der vorbereiteten Untersuchung sollte festgestellt werden, welche sozialrechtlichen Bestimmungen bezüglich der Pflegequalität und der Qualitätsdarlegung sowohl auf deutscher Seite als auch in der Schweiz bestehen. Diesbezüglich wurde eine Literaturrecherche durchgeführt, bei der alle normativ-rechtlichen Texte miteinbezogen wurden. Auf deutscher Seite waren dies SGB XI sowie die zugrunde liegenden Gesetzestexte, in der Schweiz maßgebliche Bestimmungen des Normengebers sowohl auf nationaler Ebene als auch auf kantonaler Ebene, wobei jeweils sowohl die Bestimmungen des Kantons Basel-Stadt als auch des Kantons Basel-Landschaft berücksichtigt wurden. Bestehende deutschsprachige Sekundärliteratur (recherchiert über Google Scholar und Medpilot/ Livivo) wurde dabei ebenfalls in die Darstellung der normativen Vorgaben miteinbezogen.

4.2 Empirische Untersuchung

4.2.1 Konzeption und Aufbau des Fragebogens

Tabelle 4: Fragebogen zum einrichtungsbezogenen Qualitätsmanagement in der Pflege: Überblick

Dimensionen	Beispielfragen
1. Form der Einrichtung	Frage nach ambulant/ stationär, inhaltlichem Schwerpunkt, ländlichem/ städtischen Umfeld und Staatszugehörigkeit
2. Qualitätspolitik und -strategie	u.a. Frage nach integriertem QM-Prozess; Maßnahmen zur Bewertung der Qualität; Qualitätssicherungsprojekte; QM-Beauftragte
3. Interne qualitätssichernde Maßnahmen	
3.1 Sicherheit in der Institution	Expertenstandards? Konzeptionelle Vorstellungen? Organigramme? Organisations-, Fehler-, Risiko-, Notfallmanagement (u.a.)?
3.2 Patientenorientierung, -sicherheit, -mitwirkung, -information, -beratung; Angehörigenarbeit	Patienten-/ Angehörigenberatungen? (u.a.)
3.3 Mitarbeitenden-Orientierung	Systmatische Aus-, Fort- und Weiterbildungsmaßnahmen? Arbeitsschutzmaßnahmen (u.a.)?
3.4 Kommunikation	Fall-/ Komplikations-/ Planungsbesprechungen? Supervision/ Fallsupervision/ Teamsupervision? Qualitätszirkel? Fortbildungsreihen (u.a.)?
4. Externe vergleichende Qualitätssicherung	Versorgungsvertrag (nur BRD)? Prüfung durch MDK (nur BRD)? Veröffentlichung der Ergebnisse? Freiwillige externe vergleichende Qualitätssicherungsmaßnahmen?
5. Ausblick	Weitere Maßnahmen in Entwicklung oder Planung? Aspekte geeignet für grenzüberschreitende Zusammenarbeit?

Die Fragebogen-Befragung zum einrichtungsbezogenen Qualitätsmanagement in ambulanten und stationären Pflegeinstitutionen wurde im Rahmen des Forschungsprojekts *Pflege und Pflegebedürftigkeit als gesamtgesellschaftliche Aufgabe – Wo tickt die Uhr? Modellvorhaben zur Weiterentwicklung von Versorgungsstrukturen und Versorgungskonzepten nach §*

45c SGB XI, des gemeinsamen Modellvorhabens des Landkreises Lörrach, der Kantone Basel und Basellandschaft der Universitäten Tübingen und Trier im Zeitraum Februar bis April 2015 durchgeführt (Simoes et al. 2016a, Simoes et al. 2016b). Die vollständige statistische Auswertung der Fragebögen erfolgte im Rahmen der vorliegenden Masterarbeit. Insgesamt setzte sich der Fragebogen aus 64 Fragen zusammen, die in 5 Fragekomplexen aufgeteilt waren. Die Antwortmöglichkeiten waren überwiegend binär codiert, da (neben einigen offenen Fragen) jeweils nur ein ja-/nein-Schema bestand. Die Schwerpunkte des Fragebogens sind in Tabelle 4 dargestellt, der vollständige Fragebogen findet sich im Anhang (Tabelle 8).

4.2.2 Versand und Befragung

Die Fragebögen wurden Anfang Februar 2015 vom Autor der vorliegenden Masterarbeit elektronisch über das Landratsamt Lörrach und die Gesundheitsdepartements der Kantone Basel-Stadt und Basel-Landschaft an die Pflegeinstitutionen der Region versandt. Die Studie war als Vollerhebung in Selbstauskunft geplant: *alle* ambulanten und stationären Pflegeinstitutionen des Landkreises Lörrach und der Kantone Basel-Landschaft und Basel-Stadt wurden um ihre Teilnahme gebeten (139 Pflegeinstitutionen gesamt, Stand: Januar 2015). Die Fragebögen mussten jeweils von den Institutionen ausgedruckt werden, da eine papierbasierte Befragung stattfinden sollte. Die Rücksendung der ausgefüllten Fragebögen an das Forschungsinstitut für Frauengesundheit des Universitätsklinikums Tübingen erfolgte seitens der deutschen Pflegeinstitutionen direkt und seitens der Schweizer Institutionen über die beiden Gesundheitsdepartemente. Wenn auf deutscher Seite Absenderangaben enthalten waren, wurden diese unkenntlich gemacht, um die Zuordnung einzelner Bögen zu bestimmten Institutionen unmöglich zu machen.

4.2.3 Statistische Auswertung

Die Antworten zu den Fragebögen wurden zunächst anonymisiert in eine für den Fragebogen generierte Excel-Datenmaske eingegeben und dann mittels der Programme MS Excel (Office 2010) und IBM SPSS 21 statistisch ausgewertet. Für die statistische Aufbereitung wurde dabei für alle Einzelfragen Häufigkeits- und Signifikanztests durchgeführt. Bei den binär-codierten Antworten erfolgte die Überprüfung der statistischen Signifikanz durch den Chi-Quadrat-Unabhängigkeitstest. Durchgängig wurde dabei ein p-Wert von $<0,05$ zweiseitig bei allen Analysen als statistisch signifikant gewertet ($\alpha=0,05$). Die Abbildungen zu den Häufigkeitsverteilungen wurden mittels MS Excel erstellt. Bei den länderübergreifenden Vergleichen wurden neben den Teilkollektiven Deutschland und Schweiz jeweils auch die Zustimmungsraten des Gesamtkollektivs dargestellt.

Signifikanztests wurden durchgeführt, wenn sich bei der Häufigkeitsanalyse größere Unterschiede zwischen den Systemen andeuteten. Grundsätzlich dienen Signifikanztests dazu, zu überprüfen, ob die in der Stichprobe identifizierten Unterschiede *zufällig* entstanden sind (eben, weil die Stichprobe nicht in ausreichendem Maße repräsentativ ist), oder ob die Unterschiede auch in der Grundgesamtheit bestehen (*überzufällig*). Würde sich also in einem Studienkollektiv zwischen leichtpflegebedürftigen und schwerstpflegebedürftigen Patientinnen und Patienten hinsichtlich dem Vorhandensein eines Dekubitus ein Unterschied der Mittelwerte ermitteln lassen, könnte mittels eines statistischen Test überprüft werden, ob diese Unterschiede auch in der Grundgesamtheit (ergo einem Kollektiv, in dem *alle* Patientinnen und Patienten mit leichter und schwerster Pflegebedürftigkeit enthalten sind) erwartet werden können, womit postuliert werden könnte, dass der Grad der Pflegebedürftigkeit die Wahrscheinlichkeit von Dekubitalulcera beeinflusst. Dies wäre der Fall, wenn der p-Wert (der die Überschreitungswahrscheinlichkeit repräsentiert) die festgelegte Grenze von 5% (0,05) unterschreitet. Ergibt sich ein p-Wert < 0,05, gilt das Ergebnis als statistisch signifikant, weil dann mit 95-prozentiger Wahrscheinlichkeit angenommen werden kann, dass sich die identifizierten Unterschiede auch in der Grundgesamtheit finden lassen, was eine Widerlegung der Nullhypothese („zwischen den Subkollektiven besteht *kein* Unterschied") und damit eine *vorläufige* Bestätigung[25] der Alternativhypothese („zwischen den kollektiven besteht ein Unterschied") zur Folge hätte (Bortz, 1993; Ludwig-Mayerhofer, o.J.; du Prel et al. 2009 und 2010).

Die Durchführung von Signifikanztests bei Vollerhebungen ist in der Literatur umstritten, da die Überprüfung, ob sich identifizierte Unterschiede auch in der Grundgesamtheit nachweisen lassen, *oberflächlich* betrachtet ad absurdum erscheint, da das Studienkollektiv ja der Grundgesamtheit entspricht (Behnke, 2005) Bei genauerer Betrachtung sind Signifikanztests jedoch auch bei Vollerhebungen sinnvoll, da die *„Logik von Signifikanztests [...] auf dem allgemeineren Konzept des Zufallsprozesses* [beruht]. *Die Auswahl von Fällen für eine Stichprobe stellt nur eine besondere Form eines solchen Zufallsprozesses dar. Es spricht daher nichts dagegen, Signifikanztests auch auf Datenmengen anzuwenden, die keine klassische „echte Stichprobe" darstellen, z.B. auf Vollerhebungen, so lange diese Datenmengen ebenfalls durch ein stochastisches Element gekennzeichnet sind"* (Behnke, 2007). Da in vorliegender Arbeit zwar eine Vollerhebung angestrebt wurde, der Rücklauf aber nicht der Gesamtanzahl entsprach, ergibt sich auch daraus eine Notwendigkeit der statistischen Testung, wobei ein hoher p-Wert hier weniger eindeutig auf fehlende Signifikanz hindeutet als in Stichprobenerhebungen.

---

[25] Karl Poppers Falsifikationsprimat folgend können Hypothesen durch Beobachtung stets nur vorläufig verifiziert werden, da niemals ausreichend Wissen zur Verfügung steht, um „endgültig wahre" Aussagen über die Realität treffen zu können. Ziel der wissenschaftlichen Arbeit ist also die Falsifikation (Albert, 1992).

Immer wenn sich ausreichend große Teilkollektive fanden (n>5), fand ferner eine Aufsplittung in Teilsegmente statt, um Unterschiede zwischen städtischem und ländlichen Umfeld sowie ambulantem und stationärem Setting identifizieren zu können. Die p-Werte sind im Text nur bei statistischer Signifikanz angegeben, während sich die Ergebnisse sämtlicher Singifikanztests im Anhang finden (Tabelle 9). Im folgenden Kapitel der Masterarbeit finden sich nur diejenigen Ergebnisse der statistischen Analyse, die für die Beantwortung der Forschungsfragen von Relevanz sind.

4.2.4 Datenschutz

Aus Datenschutzgründen und zur Anonymisierung wurden die Fragebögen der Kantone Basel-Stadt und Basel-Landschaft zusammen ausgewertet, so dass sich aus den jeweiligen Antworten keine Rückschlüsse mehr auf einzelne Institutionen ableiten lassen. Um die Anonymisierung aufrechterhalten zu können, wurde eine Aufsplittung in Teilsegmente nur bei ausreichend großer Teilkollektivgröße durchgeführt (vgl. Kap. 4.2.3). Alle Unterlagen, die mögliche Rückschlüsse auf einzelne Institutionen zugelassen hätten (z.B. Briefumschläge mit Absenderangaben), wurden vernichtet und gingen nicht mit in die Auswertung ein.

5. Ergebnisse

5.1 Sozialrechtliche Besonderheiten der Pflegequalitätssysteme

5.1.1 Pflegequalität: Sozialrechtliche Definitionen im Vergleich

Trotz der zunehmenden Bedeutung, welcher der Pflege*qualität* und der Messung derselben zukommt, findet sich in den *sozialrechtlichen Bestimmungen* beider Länder *keine* explizite Definition dessen, was unter der Terminus Pflegequalität zu verstehen ist. In beiden Ländern muss zur Bestimmung des Sachgegenstandes auf Publikationen der zuständigen Ministerien zurückgegriffen werden. In Deutschland bezeichnet der Begriff der Pflegequalität demnach *„das Maß der Übereinstimmung tatsächlicher Pflege mit festgelegten Kriterien anspruchsvoller Pflege [...]. Pflegequalität ist danach gegeben, wenn Versorgungsleistungen dem aktuellen Wissensstand in Medizin- und Pflegewissenschaft entsprechen, wirtschaftlich erbracht werden und die Präferenzen der Verbraucher berücksichtigen"* (Bundesministerium für Familie, Senioren, Frauen und Jugend, 2006). Etwas expliziter äußert sich das Schweizerische Bundesamt für Gesundheit (2009): *„Qualität ist ein Mass dafür, wie sehr Leistungen des Gesundheitswesens für Individuen und Bevölkerungsgruppen a) die Wahrscheinlichkeit erwünschter Gesundheitsergebnisse erhöhen und b) dem aktuellen Fachwissen entsprechen. [...] Die Leistungserbringung soll sicher, wirksam, patientenzentriert, rechtzeitig und effizient sein und der Zugang zu den Leistungen soll für alle chancengleich erfolgen"*.

5.1.2 Qualitätsmanagementsvorgaben im deutschen Pflegesystem

In Deutschland bestehen spezifische Vorgaben seitens des Normengebers bezüglich derjenigen Maßnahmen, die von den ambulanten Pflegediensten und den stationären Institutionen im Rahmen des QM durchgeführt werden müssen. Die Implementierung des Qualitätsbegriffs in der Langzeitpflege erfolgte, wie in der Einleitung dargestellt, erst zur Jahrtausendwende, konkret im Rahmen des Pflegequalitätssicherungsgesetzes (2001). Entsprechende Vorgaben finden sich in § 112 bis 120 SGB XI, wobei die Verantwortung der Qualitätssicherung den Trägern der Pflegeeinrichtungen übertragen wird. Die einzelnen Pflegeeinrichtungen sind dabei (gemäß § 112, Abs. 2, SGB XI) dazu verpflichtet, *„Maßnahmen der Qualitätssicherung sowie ein Qualitätsmanagement nach Maßgabe der Vereinbarungen nach § 113 durchzuführen, Expertenstandards nach § 113a anzuwenden sowie bei Qualitätsprüfungen nach § 114 mitzuwirken. Bei stationärer Pflege erstreckt sich die Qualitätssicherung neben den allgemeinen Pflegeleistungen auch auf die medizinische Behandlungspflege, die soziale Betreuung, die Leistungen bei Unterkunft und Verpflegung (§ 87) sowie auf die Zusatzleistungen (§ 88)"* (Bundesministerium der Justiz und für Verbraucherschutz, 2016a).

Im Einzelnen sind die Pflegeinstitutionen dazu verpflichtet, ein *internes Qualitätsmanagementsystem* zu implementieren, das auf eine stetige Sicherung und Weiterentwicklung der Pflegequalität ausgerichtet ist, bei der Datenerhebung aber zugleich die datenschutzrechtlichen Bestimmungen berücksichtigt (§ 113, Abs. 1a, SGB XI). Ein wesentliches Element stellt dabei eine die Pflegequalität fördernde *Pflegedokumentation* dar (§ 113, Abs. 1, SGB XI). Insbesondere im stationären Bereich soll im Rahmen des QM-Systems auf indikatorengestützte Verfahren zur vergleichenden Messung und Darstellung der Ergebnisqualität zurückgegriffen werden (§ 113, Abs. 1a, SGB XI). Sowohl im ambulanten als auch im stationären Setting müssen unabhängige Institutionen mit der Auswertung der Daten des internen QM beauftragt werden (§ 113, Abs. 1b, SGB XI). Ferner müssen sich alle Institutionen an der Entwicklung und Einführung von Pflegestandards beteiligen, die entsprechend § 113a, SGB XI *„für ihren Themenbereich zur Konkretisierung des allgemein anerkannten Standes der medizinisch-pflegerischen Erkenntnisse bei*[tragen]". Weiterhin ist (gemäß § 113c, SGB XI) *„ein strukturiertes, empirisch abgesichertes und valides Verfahren für die Personalbemessung in Pflegeeinrichtungen auf der Basis des durchschnittlichen Versorgungsaufwands für direkte und indirekte pflegerische Maßnahmen sowie für Hilfen bei der Haushaltsführung unter Berücksichtigung der fachlichen Ziele und Konzeption des neuen Pflegebedürftigkeitsbegriffs zu erstellen. Hierzu sind einheitliche Maßstäbe zu ermitteln, die insbesondere Qualifikationsanforderungen, quantitative Bedarfe und die fachliche Angemessenheit der Maßnahmen berücksichtigen"* (Bundesministerium der Justiz und für Verbraucherschutz, 2016a). Die ambulanten Dienste sind darüber hinaus zum Abschluss von Pflegeverträgen verpflichtet, in welchen sie garantieren, jeden Pflegebedürftigen *„nach Art und Schwere seiner Pflegebedürftigkeit, entsprechend den von ihm in Anspruch genommenen Leistungen, zu pflegen und hauswirtschaftlich zu versorgen. Bei jeder wesentlichen Veränderung des Zustandes ist dies der zuständigen Pflegekasse unverzüglich mitzuteilen"* (SGB XI, §120,1) (Bundesministerium der Justiz und für Verbraucherschutz, 2016a). Neben der internen Qualitätsmessung sieht der Rechtsgeber in Deutschland auch eine für alle Pflegeinstitutionen verbindliche *externe Qualitätsprüfung* vor, die jährlich durch den MDK vorgenommen wird (§ 114 und 114a, SGB XI). Die Ergebnisse dieser Überprüfung werden in Form von vollständigen Berichten veröffentlicht und müssen für jedermann einsehbar sein (§ 115, SGB XI).[26] Kennzeichnend für das deutsche Pflegesystem ist also, dass die rechtlichen Vorgaben auf Bundesebene konkrete Handlungs-Anweisungen zur Qualitätsdarlegung enthalten, die für alle Leistungserbringer verbindlich sind.

---

[26] Ziel der externen Qualitätsprüfung ist die Feststellung, ob alle Qualitätsmaßnahmen wie vorgeschrieben durchgeführt wurden. Falls Mängel ersichtlich sind (die hier nicht als eigentliche Qualitätsmängel, sondern als Differenz zwischen Qualitätsvorgaben und der Umsetzung derselben verstanden werden können), können im äußersten Fall die Versorgungsverträge mit den Pflegekassen gekündigt werden, was bedeutet, dass der betroffene Dienst/ die betroffene Institution keine Pflegeleistungen mehr bei den Kassen von denjenigen Pflegebedürftigen abrechnen kann, die im Rahmen der Gesetzlichen Pflegeversicherung abgesichert sind (§ 115, SGB XI) (Bundesministerium der Justiz und für Verbraucherschutz, 2016a).

5.1.3 Qualitätsmanagement im Schweizer Pflegesystem

Anders als in Deutschland regeln die Vorgaben des Bundes in der Schweiz auch bei der Qualitätsfestlegung und -überprüfung nur die Rahmenbedingungen der Pflege. Die genaue Ausgestaltung der Qualitätsdarlegung in der Langzeitpflege obliegt hier den Kantonen und den Leistungserbringern. So ist in Artikel 58, KVG nur festgelegt, dass der Bundesrat *„nach Anhören der interessierten Organisationen systematische wissenschaftliche Kontrollen zur Sicherung der Qualität oder des zweckmässigen Einsatzes der von der obligatorischen Krankenpflegeversicherung übernommenen Leistungen vorsehen"* kann, wobei nicht zwischen pflegerischen Leistungen im Rahmen der Langzeitpflege und medizinischen und therapeutischen Maßnahmen im Kontext der Akutversorgung differenziert wird (Bundesrat Schweizerische Eidgenossenschaft, 2016b). Entsprechend der Verordnung über die Krankenversicherung (KVV), Artikel 77, sollen die Qualitätskonzepte von den Leistungserbringern auf Kantonalebene erarbeitet und in Tarif- und Qualitätssicherungsverfahren festgehalten werden. Die Qualitätsbestimmungen haben dabei *„den allgemein anerkannten Standards zu entsprechen, unter Berücksichtigung der Wirtschaftlichkeit der Leistungen"* (Bundesrat Schweizerische Eidgenossenschaft, 2016f). Ferner ist über die undefinierten Maßnahmen der Qualitätssicherung Berichterstattung an den Bund zu leisten, der bei Verdacht auf Missbrauch systematische externe Qualitätskonzepte verlangen kann (Bundesrat Schweizerische Eidgenossenschaft, 2016f).

Die weitere Ausgestaltung wird auf kantonaler Ebene uneinheitlich geregelt: Im Kanton Basel-Stadt finden sich die wichtigsten Vorgaben die Darlegung der Pflegequalität betreffend u.a. im Gesundheitsgesetz, in der Bewilligungsverordnung und im Pflegeheim-Rahmenvertrag. In § 36 des Gesundheitsgesetzes heißt es, dass nur diejenigen Institutionen der Gesundheitsversorgung (mit explizitem Verweis auf Pflegeheime und ambulante Institutionen) eine Betriebsbewilligung erhalten, die u.a. das Vorliegen eines *angemessenen* Qualitätssicherungssystems nachweisen können, wobei zunächst nicht weiter spezifiziert wird, was unter *angemessen* zu verstehen ist. § 66 weist darauf hin, dass *„der Regierungsrat [...] nach anerkannten Normen die Erhebung, die Analyse und die Veröffentlichung der statistischen Daten und der weiteren Indikatoren* [regelt], *die zur Erstellung und Evaluation der kantonalen Gesundheitsplanung und zur Beurteilung der Qualität der medizinischen Versorgung und der Pflege benötigt werden"* (Basel-Stadt, Großer Rat, 2012). Entsprechend § 26 der Bewilligungsverordnung sollen all jene Qualitätssicherungssysteme als *angemessen* bezeichnet werden, die von den beteiligten Berufsverbänden anerkannt wurden (Basel-Stadt, Regierungsrat, 2016). Details zur Qualitätsdarlegung werden dann im Pflegeheim-Rahmenvertrag, Ziffer 7 dargelegt: So soll eine Qualitätskommission eingerichtet werden, welche die Qualität der stationären Pflege überwacht und evaluiert. Neben den allgemeinen Vorgaben des Bundes (KVG und KVV), sowie den Vorgaben des tri-kantonalen Richtlinienkatalogs finden sich im Kanton Basel-Landschaft weitere Vorgaben zur Darlegung der Pflegequalität im Gesundheitsgesetz (GesG), im Gesetz über die Betreuung und Pflege im Alter (GeBPA), sowie im Reglement für die Qualitätskommission. Analog zum Kanton Basel-Stadt heißt es auch hier (§ 50, GesG), dass nur diejenigen Institutionen eine Betriebsbewilligung erhalten, die u.a. das Vorliegen eines angemessenen Qualitätssicherungssystems nachweisen können und der Kantonalverwaltung die Überaufsicht über die Einhaltung der Qualitätsstandards obliegt (Basel-Landschaft, Landrat, 2015). Entsprechend § 16, GeBPA, sind die Alters- und Pflegeheime dazu verpflichtet, Leistungsvereinbarungen mit den Gemeinden abzuschließen, die *Maßnahmen zur Qualitätssicherung* enthalten müssen (Basel-Landschaft, Landrat, 2014). Schließlich ist festgelegt, dass eine Qualitätskommission eingerichtet werden muss, welche Prüfungsfirmen auswählt, die regelmäßige Qualitätskontrollen in allen Pflegeinstitutionen durchführen, ggf. Meldung an die Kantonalregierung über die Einhaltung der Vorgaben gibt und die Institutionen bei Weiterentwicklungen von Qualitätsstandards berät. Anders als in Deutschland besteht keine Berichtspflicht an die Öffentlichkeit, sondern ausschließlich an die Regierung (bap, 2013).

5.1.4 Qualitätserhebung im Systemvergleich

In den sozialrechtlichen Bestimmungen des deutschen Pflege(qualitäts-)systems bestehen bisher keine expliziten Vorgaben zur verpflichtenden Nutzung bestimmter Ergebnisqualitätsindikatoren, wenngleich die Donabedian'sche Trias im deutschen Sozialrecht (SGB XI, § 114, Abs. 2) explizit Erwähnung findet.[27] Auch weil daraus resultierend häufig nur die Prozess- und Strukturdimension bei der Qualitätsmessung fokussiert wird, kann zukünftig von einer stärkeren Einbeziehung von Ergebnisqualitätsindikatoren ausgegangen werden (GKV-Spitzenverband, 2017; Kelleter, 2015; Hasseler und Fünftstück, 2014, Grebe und Brandenburg, 2015).[28] Allerdings sind die ambulanten und stationären Pflegeinstitutionen zur Einhaltung und Weiterentwicklung von Pflegestandards verpflichtet (§ 113a, SGB XI).[29] Bisher wurden Expertenstandards zu den 8 Themenbereichen Dekubitusprophylaxe, Entlassungsmanagement, Schmerzmanagement, Sturzprophylaxe, Harnkontinenz, Versorgung chronischer Wunden, Ernährungsmanagement und Erhaltung und Förderung der Mobilität veröffentlicht (GKV-Spitzenverband, 2015). Insgesamt bestehen in Deutschland 82 mittels verschiedener Instrumente zu erhebende Qualitätskriterien, die im Rahmen der jährlich stattfindenden ex-

---

[27] *„Die Regelprüfung erfasst insbesondere wesentliche Aspekte des Pflegezustandes und die Wirksamkeit der Pflege- und Betreuungsmaßnahmen (Ergebnisqualität). Sie kann auch auf den Ablauf, die Durchführung und die Evaluation der Leistungserbringung (Prozessqualität) sowie die unmittelbaren Rahmenbedingungen der Leistungserbringung (Strukturqualität) erstreckt werden"* (Bundesministerium der Justiz und für Verbraucherschutz, 2016a).
[28] Im Sommer 2015 wurde seitens der Vertragspartner in der Pflege nach § 113 SGB XI an ein Forscherteam der Universität Bremen der Auftrag vergeben, 15 gesundheitsbezogene Indikatoren für Ergebnisqualität in der stationären Pflege zu entwickeln und modellhaft umzusetzen (GKV-Spitzenverband, 2017).
[29] Pflegestandards sollen dabei *„entscheidend zur Sicherung und Weiterentwicklung der Qualität in der Pflege beitragen. Sie berücksichtigen sowohl pflegewissenschaftliche Erkenntnisse als auch pflegepraktische Erfahrungen gleichermaßen und definieren Ziele und Maßnahmen bei relevanten Themenbereichen der ambulanten und stationären pflegerischen Versorgung"* (GKV-Spitzenverband, 2015).

ternen Qualitätsüberprüfung seitens des MDK abgefragt werden (Geraedts et al. 2016; Ehmann, 2005; MDS, 2005; MDS, 2014; GKV-Spitzenverband, MDS, 2014).

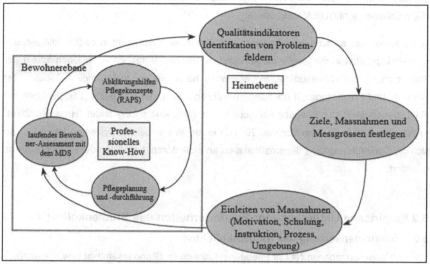

Abbildung 6: RAI-Qualitätsförderungsprozess
(Q-Sys AG, o.J.)

In der Schweiz ist die Entwicklung von Qualitätsindikatoren hingegen weiter gediehen: So
sind in den Kantonen Basel-Stadt und Basel-Landschaft die stationäre Einrichtungen dazu
verpflichtet, die Pflegequalität mittels 22 Indikatoren[30] des RAI-Systems zu erfassen und jährlich dem kantonalen Gesundheitsdepartment zu übermitteln, welches die Daten intern verwendet, aber nicht veröffentlichen darf (Basel-Stadt, Gesundheitsdepartment, 2016). Beim
RAI-System (Resident Assessment Instrument) handelt es sich um ein Instrument zur Messung und Erfassung des Pflegebedarfs (und nicht des Pflegeaufwands), womit es insbesondere auch der vergleichenden Qualitätsüberprüfung und -optimierung dienlich ist, wie in Abbildung 6 dargestellt ist (Q-Sys AG, o.J.). Häufig kommen die RAI-Indikatoren auch in der
Spitex-Pflege zum Einsatz (Burla et al. 2010). Die Kantone Basel-Stadt, Basel-Landschaft
und Solothurn haben ferner einen Richtlinienkatalog verabschiedet, der explizit festgelegt,
welche Qualitätsmerkmale Pflegeheime in den Dimensionen der Struktur- und Prozessqualität erfüllen müssen. So ist u.a. festgelegt, dass ein Heimleitbild verfügbar sein muss, ein ak-
tuelles Fort- und Weiterbildungskonzept für das gesamte Personal besteht, eine systematische Selbstkontrolle mindestens einmal alle drei Jahre durchgeführt wird, die Erfassung des
Pflegebedarfs mittels RAI erfolgt und für Betroffene eine sachgerechte und kontinuierliche

---

[30] z.B. Schmerz-, Sturz-, Frakturen-, Inkontinenz-, Bettlägerigkeits- und Demenzprävalenz, Prävalenz von Gewichtsverlust,
Inzidenz Zunahme der Anzahl verabreichter Medikamente, Inzidenz: Verlust von ADL-Fähigkeiten, Prävalenz von Dekubitalulcera, Prävalenz von wenig oder keiner Beschäftigung.

Pflegedokumentation angelegt wird. Ferner soll sich die Pflege am Konzept der Alltagsgestaltung und -aktivierung orientieren, das insbesondere auch eine würdige Sterbebegleitung enthält und mittels spezieller Vorkehrungen alle Bewohnerinnen und Bewohner vor körperlichem Schaden schützt (BAP u.a., 2006).

Das interne oder einrichtungsbezogene Qualitätsmanagement dient in beiden Pflegesystemen – eingebettet in die jeweils dargestellten rechtlichen Vorgaben – der Überprüfung der Zielerreichung der Qualitätsziele, wobei jeweils nach wie vor insbesondere Aspekte der Struktur- und Prozessqualität überwiegen, während die Ergebnisqualität (z.B. bezogen auf die Lebensqualität der Pflegebedürftigen) kaum Berücksichtigung findet (Hasseler, 2014; Trukeschitz, 2011; Eberlein-Gonska, 2011). Ferner wird in beiden Systemen fokussiert, ob sich die Durchführung der Pflegemaßnahmen an Indikatoren, Leitlinien oder Pflegestandards orientiert.

5.2 Empirische Untersuchung: Besonderheiten des Studienkollektivs

5.2.1 Zusammensetzung des Studienkollektivs

Von den angeschriebenen N=139 Pflege-Institutionen (= Grundgesamtheit bzw. Gesamtkollektiv) wurden n=66 ausgefüllte Fragebögen zum einrichtungsbezogenen Qualitätsmanagement zurückgesandt, die Rücklaufquote betrug also 47,5 Prozent. Dieses Kollektiv der antwortenden Institutionen bildete damit das *Studienkollektiv*. Insgesamt war der Rücklauf in Deutschland etwas höher als in der Schweiz: Er betrug im Landkreis Lörrach 55 Prozent (23 von 42 Pflegeinstitutionen), während es auf Schweizer Seite 42 Prozent waren (41 von 97; Basellandschaft: 52 Prozent (32 von 62); Basel-Stadt: 26 Prozent (9 von 35). 2 Bögen konnten keinem der beiden Länder zugeordnet werden, die daher nur bei den länderübergreifenden Gesamtdarstellungen statistische Berücksichtigung fanden. Da nicht in allen Bögen alle Fragen beantwortet wurden, musste teilweise auf geringere Fallzahlen Bezug genommen werden.

5.2.2 Unterschiede zwischen Studienkollektiv und Grundgesamtheit

Bei den stationären Institutionen zeigte sich ein höherer Rücklauf als bei den ambulanten: Insgesamt beantworteten 59 Prozent (41 von 70) der angeschriebenen Pflegeheime den Fragebogen, aber nur 35 Prozent (24 von 69) der ambulanten/ Spitex-Pflegedienste (Deutschland: stationär 50 Prozent (12 von 24), ambulant 61 Prozent (11 von 18); Schweiz: stationär 59 Prozent (27 von 46), ambulant 25 Prozent (13 von 51)).

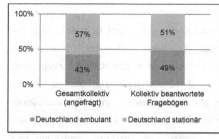

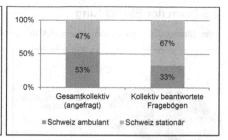

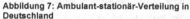

Abbildung 7: Ambulant-stationär-Verteilung in Deutschland

Abbildung 8: Ambulant-stationär-Verteilung in der Schweiz

Wie in den Abbildungen 7 und 8 dargestellt, unterschied sich durch die unterschiedlichen Rücklaufquoten das Studienkollektiv von der Grundgesamtheit bezogen auf die ambulant-stationär-Zusammensetzung, was aufgrund etwaiger Beeinflussung der Repräsentativität bei der Ergebnisbewertung berücksichtigt werden muss. Während in der Grundgesamtheit beidseitig der Grenze in etwa gleich viele ambulante und stationäre Pflegeinstitutionen bestanden, erhöhte sich im Studienkollektiv aufgrund des größeren Rücklaufs der Anteil der Pflegeheime. In der Schweiz waren die Verteilungsunterschiede zwischen Grundgesamtheit und Studienkollektiv statistisch signifikant (p= 0,032). Auch bei der Stadt-Land-Verteilung zeigten sich Unterschiede: Während sich in Deutschland im Studienkollektiv das Gewicht der ländlichen Institutionen erhöhte (Grundgesamtheit: 25 städtische, 17 ländliche Institutionen; Studienkollektiv: 9 städtische, 8 ländliche Institutionen), war in der Schweiz die Rücklaufquote bei den städtischen Institutionen derjenigen der ländlichen überlegen, wie in den Abbildungen 9 und 10 dargestellt (Grundgesamtheit: 35 städtische, 62 ländliche Institutionen; Studienkollektiv: 15 städtische, 18 ländliche Institutionen).

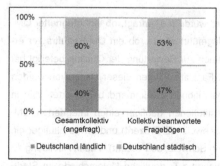

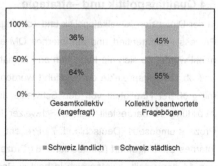

Abbildung 9: Städtisch-ländlich-Verteilung in Deutschland

Abbildung 10: Städtisch-ländlich Verteilung in der Schweiz

5.3 Form der Einrichtung

Das Studienkollektiv (n=66 bzw. n=64 mit Länderzuteilung) setzte sich zu zwei Dritteln (64

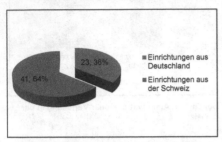

Einrichtungen aus
Deutschland

Einrichtungen aus
der Schweiz

Abbildung 11: Länderspezifische Zusammensetzung des Gesamtkollektivs

Prozent) aus Schweizer Institutionen zusammen, wie in Abbildung 11 dargestellt. Das Verhältnis stationärer zu ambulanter Institutionen betrug im Gesamtkollektiv ebenfalls 2:1. Deutliche (statistisch signifikante) Unterschiede zwischen deutschen und Schweizer Institutionen zeigten sich hinsichtlich der Frage, ob inhaltliche Schwerpunkte ausgebildet wurden. Bei insgesamt 42 Prozent des Studienkollektivs bestanden den Angaben der Fragebögen zur Folge inhaltliche Schwerpunkte: Während es im Landkreis Lörrach lediglich 16 Prozent waren, bestand auf Schweizer Seite bei 54 Prozent der befragten Institutionen eine Schwerpunktsetzung (p=0,006). Insbesondere in der Schweiz zeigen sich hier auch Unterschiede in Bezug auf die Verteilungsvariablen Umfeld und Setting, da sich inhaltliche Schwerpunkte vor allem im städtischen Umfeld und - statistisch signifikant - im stationären Setting (p=0,015) realisiert zeigten. Auch in *qualitativer* Hinsicht zeigten sich zwischen den beiden untersuchten Regionen Unterschiede hinsichtlich der Schwerpunktsetzung, da seitens der Schweizer Institutionen ein deutlich breiteres Angebot genannt wurde (u.a. psychiatrische Pflege, geriatrische Pflege, somatische Pflege, Palliativpflege, Wundversorgung). Am häufigsten fand sich in beiden Systemen der Schwerpunkt Demenz.

5.4 Qualitätspolitik und –strategie

In der Dimension „Qualitätspolitik und –strategie" wurde u.a. erfragt, ob ein integrierter QM-Prozess implementiert und ein internes QM eingeführt wurde, ob ein QM-Beauftragter ernannt wurde, ob sich die Institution an Maßnahmen zur Bewertung der Qualität beteiligt hat und ob Qualitätsprojekte durchgeführt wurden. Fast alle Fragen dieser Dimension wurden mit größerer Häufigkeit von den Schweizer Institutionen zustimmend beantwortet: Wie in Abbildung 12 dargestellt, hatten Schweizer Institutionen häufiger einen integrierten QM-Prozess umgesetzt (Deutschland: 74 Prozent, Schweiz: 82 Prozent) und etwas häufiger ein internes QM eingeführt (Deutschland: 81 Prozent, Schweiz; 85 Prozent). Wie in Abbildung 13 und 14 dargestellt, zeigten sich in beiden Regionen z.T. deutliche Unterschiede im Stadt-Land-Vergleich bzw. bei Gegenüberstellung des ambulanten und des stationären Settings. So zeigte sich beim Stadt-Land-Vergleich auf Schweizer Seite ein integrierter QM-Prozess deutlicher häufiger im städtischen Umfeld umgesetzt (93 Prozent vs. 72 Prozent), während

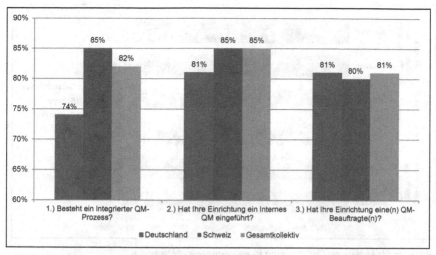

Abbildung 12: Maßnahmen der Qualitätspolitik und -strategie

im Landkreis Lörrach größere Unterschiede bei der Frage nach einem QM-Beauftragten ersichtlich waren (88 Prozent im ländlichen Umfeld vs. 67 Prozent im städtischen Umfeld). Beim Vergleich von ambulanten und stationären Institutionen konnten größere Unterschiede insbesondere in den beiden Schweizer Kantonen identifiziert werden: Die Einrichtung eines internen QM-Systems wurde hier von 100 Prozent der ambulanten, aber nur von 79 Prozent der stationären Einrichtungen berichtet. Auch das Vorhandensein eines QM-Beauftragten wurde hier häufiger im ambulanten Setting berichtet (92 Prozent vs. 76 Prozent).

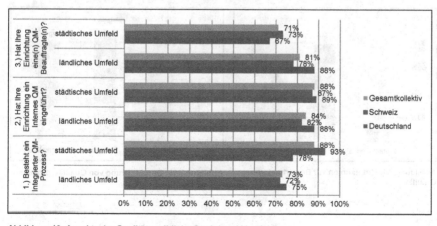

Abbildung 13: Aspekte der Qualitätspolitik im Stadt-Land-Vergleich

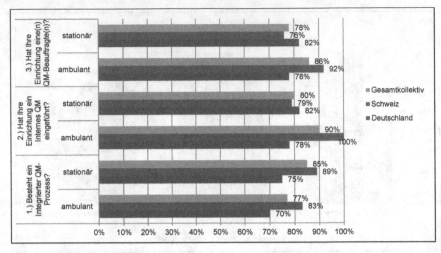

Abbildung 14: Aspekte der Qualitätspolitik im ambulant-stationär-Vergleich

Maßnahmen zur Bewertung der Qualität wurden in den Schweizer Institutionen mit 79 Prozent signifikant häufiger durchgeführt als im Landkreis Lörrach mit 29 Prozent, wie in Abbildung 15 dargestellt (p= <0,001). Auch die Durchführung von Qualitätsprojekten wurde hier signifikant häufiger berichtet (Deutschland: 59 Prozent, Schweiz: 90 Prozent, p=0,01, vgl. Abbildung 16). In der Schweiz war ferner eine größere Vielfalt an durchgeführten Qualitätsprojekten erkennbar.

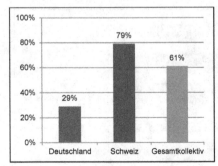

Abbildung 15: Maßnahmen zur Bewertung von Qualität

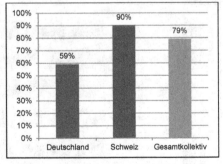

Abbildung 16: Durchführung von Qualitätsprojekten

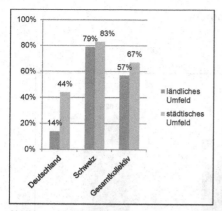

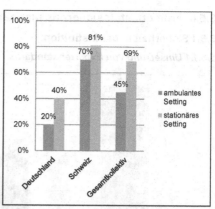

Abbildung 17: Maßnahmen zur Bewertung von Qualität, Stadt-Land-Vergleich

Abbildung 18: Maßnahmen zur Bewertung von Qualität, ambulant-stationär-Vergleich

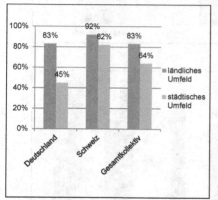

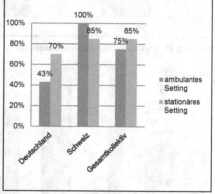

Abbildung 19: Durchführung von Qualitätsprojekten, Stadt-Land-Vergleich

Abbildung 20: Durchführung von Qualitätsprojekten, ambulant-stationär Vergleich

Wenngleich die Umsetzung beider Dimensionen auf deutscher Seite seltener berichtet wurden, zeigten sich hier doch deutliche Unterschiede im Stadt-Land- sowie im ambulant-stationär Vergleich (Abbildung 17 bis 20): An Maßnahmen zur Bewertung der Qualität waren hier deutlich häufiger städtische (44 Prozent vs. 14 Prozent) und stationäre Einrichtungen beteiligt (40 Prozent vs. 20 Prozent), während die Durchführung von Qualitätsprojekten häufiger im ländlichen Umfeld (83 Prozent vs. 45 Prozent), sowie im stationären Setting (70 Prozent vs. 43 Prozent) berichtet wurde.

5.5 Interne qualitätssichernde Maßnahmen

5.5.1 Sicherheit in der Institution

5.5.1.1 Umsetzung von Expertenstandards

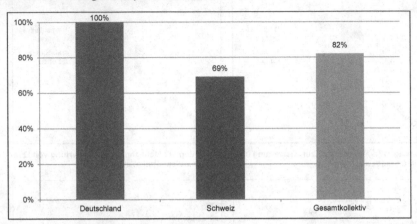

Abbildung 21: Umsetzung von Expertenstandards

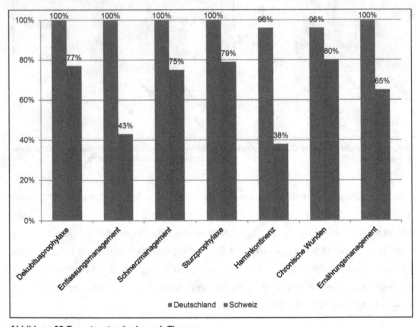

Abbildung 22:Expertenstandards nach Themen

Deutliche, statistisch signifikante Unterschiede zeigen sich bei der Umsetzung von Experten-standards, wie in Abbildung 21 dargestellt: Auf deutscher Seite wird die Implementierung von Expertenstandards von allen Institutionen (100 Prozent) berichtet, während selbiges in den Kantonen Basel-Stadt und Basel-Landschaft von 69 Prozent bestätigt wurde (p=0,003). Wie Abbildung 22 verdeutlicht, zeigen sich sieben Expertenstandards in allen deutschseitigen Institutionen fast vollständig umgesetzt.[31] Bei den befragten Schweizer Institutionen zeigten sich vor allem die Expertenstandards „Chronische Wunden", „Sturzprophylaxe", Dekubitus-prophylaxe" und „Schmerzmanagement" auf hohem Niveau umgesetzt (Zustimmung ≥ 75 Prozent).

5.5.1.2 Konzeptionelle Vorstellungen

In diesem Fragebogenabschnitt wurde auch erhoben, inwiefern konzeptionelle Unterschiede in den pflegerischen Alltag miteinfließen. Wie in Abbildung 23 dargestellt, zeigen sich hier deutliche Unterschiede zwischen den befragten deutschen und Schweizer Einrichtungen, da entsprechende Aspekte häufiger in den Kantonen Basel-Stadt und Basel-Landschaft (82 Prozent) als im Landkreis Lörrach (65 Prozent) realisiert wurden.

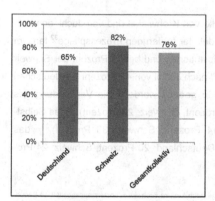

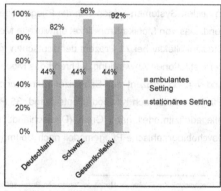

Abbildung 23: Konzeptionelle Vorstellungen im pflegerischen Alltag

Abbildung 24: Konzeptionelle Vorstellungen: Unter-schiede im ambulant-stationär-Vergleich

In beiden Systemen deutete sich dabei eine deutlich häufigere Realisierung im stationären Setting an (Abbildung 24): So bestätigten hier auf deutscher Seite 82 Prozent der Institutio-nen das Vorhandensein entsprechender konzeptioneller Vorstellungen, während es auf Schweizer Seite sogar 96 Prozent waren. Bei den ambulanten Einrichtungen wurde hinge-gen beidseitig der Grenze bei lediglich 44 Prozent auf entsprechende Konzepte zurückgegrif-fen, in der Schweiz waren die Häufigkeitsunterschiede zwischen ambulanten und stationären Institutionen auch statistisch signifikant (p=0,001).

---

[31] Zum Zeitpunkt der Befragung befand sich der achte Expertenstandard „Erhaltung und Förderung der Mobilität" noch in der Implementierungsphase.

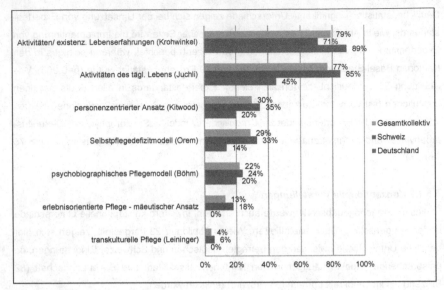

Abbildung 25: Art der Pflegemodelle

In beiden Systemen zeigen sich die Pflegemodelle von Krohwinkel und von Juchli dominierend. Das von Monika Krohwinkel entwickelte Modell der fördernden Prozesspflege[32] fand im Studienkollektiv bei 71 Prozent der deutschen Institutionen und bei 89 Prozent der Schweizer Institutionen Anwendung, während das Modell nach Juchli von 45 Prozent der deutschen und von 85 Prozent der Schweizer Einrichtungen genutzt wurde.[33] Die Verwendung des Pflegemodells nach Kitwood (Deutschland: 35 Prozent, Schweiz: 20 Prozent),[34] das Selbstpflegedefizitmodell nach Orem (Deutschland: 14 Prozent, Schweiz: 33 Prozent),[35] das psychobiographische Pflegemodell nach Böhm (Deutschland: 20 Prozent, Schweiz: 24 Pro-

---

[32] *Pflegemodell Krohwinkel*: Im Modell der fördernden Prozesspflege nach Monika Krohwinkel bestehen insgesamt 13 Bedürfnisse, Fähigkeiten und Ressourcen, wobei eine eingeschränkte Bedürfnisbefriedigung in einzelnen Dimensionen zur Pflegebedürftigkeit führt (13 Aktivitäten des Lebens: 1. kommunizieren, 2. sich bewegen, 3. vitale Funktionen des Lebens aufrecht erhalten; 4. sich pflegen; 5. essen und trinken; 6. ausscheiden; 7. sich kleiden; 8. ruhen und schlafen; 9. sich beschäftigen; 10. sich als Mann/ Frau fühlen und verhalten; 11. für eine sichere und förderliche Umgebung sorgen; 12. soziale Bereiche des Lebens sichern; 13. mit existenziellen Erfahrungen des Lebens umgehen). Krohwinkels Pflegeverständnis stellt den Menschen mit seiner Einzigartigkeit in den Mittelpunkt. Der Pflegende hat die Aufgabe, den Menschen in seinem Streben und in seiner Unabhängigkeit zu fördern, Pflege erfolgt entsprechend der Fähigkeiten der Pflegebedürftigen in den 13 Dimensionen unter Einbeziehung der Pflegebedürftigen (Krohwinkel, 2013).
[33] Das *Pflegemodell von Juchli* bildet die Grundlage des Pflegemodells von Krohwinkel, das daher die Weiterentwicklung von Liliane Juchlis Konzept darstellt. Juchlis Modell kennt nur 12 Aktivitäten des Lebens, in denen die Patientinnen und Patienten unter bestmöglicher Einbeziehung gepflegt werden (1. wach sein/schlafen; 2. 2. sich bewegen; 3. sich beschäftigen; 4. Essen und Trinken; 5. ausscheiden; 6. Körpertemperatur regulieren; 7. atmen; 8. für Sicherheit sorgen; 9. waschen und kleiden; 10. kommunizieren; 11. Sinn finden im Werden, Sein, Vergehen; 12. Kind/ Frau/ Mann sein) (Juchli, 1994).
[34] Der *personenzentrierte Ansatz* von Tim Kitwood bildet einen relevanten Bezugsrahmen für die Pflege von Menschen mit dementiellen Erkrankungen, bei der die Einzigartigkeit der Person und die Stärkung des Personseins (manifestiert durch die Bedürfnisse nach Halt, Trost, Nähe und Geborgenheit sowie sozialer Verbundenheit) in den Mittelpunkt gestellt wird (Welling, 2004).
[35] Das von Dorothea Orem entwickelte *Selbstpflegedefizitmodell* postuliert, dass jeder Mensch über Selbstpflegekompetenz zur Versorgung seiner selbst und von anderen verfügt und professionelle Pflege erst erforderlich ist, wenn sich nach Ausschöpfung aller Ressourcen und Schwächung der einzelnen Kompetenzen Defizite ergeben. Patientinnen und Patienten der Langzeitpflege sollten dem Modell folgend stets in so vielen Bereichen wie möglich zur Selbstpflege angehalten werden, um die Selbstständigkeit möglichst lange zu erhalten (Sommerbauer, 2003).

zent),[36] der erlebnisorientierte Ansatz (Deutschland: keine Anwendung, Schweiz: 18 Prozent)[37] und die transkulturelle Pflege nach Leininger (Deutschland: keine Anwendung, Schweiz: 6 Prozent)[38] wurde deutlich seltener rückgemeldet.

5.5.1.3 Organisationsmanagement

Beim Organisationsmanagement zeigen sich in der Umsetzung der einzelnen Dimensionen

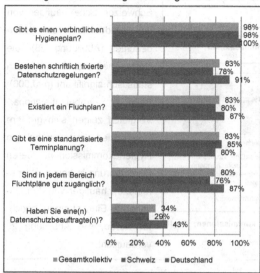

kaum Unterschiede zwischen den deutschen und den Schweizer Institutionen, wie in Abbildung 26 dargestellt: Verbindliche Hygienepläne sind fast durchgängig eingeführt, auch Datenschutzrichtlinien und Fluchtpläne zeigen sich beidseitig der Grenze (allerdings jeweils etwas häufiger in den beiden Schweizer Kantonen) auf hohem Niveau umgesetzt. Allerdings wurden bisher eher selten Datenschutzbeauftragte ernannt (Deutschland: 29 Prozent, Schweiz: 43 Prozent).

Abbildung 26: Aspekte des Organisationsmanagements

Im Rahmen des Organisationsmanagements wurde ferner erfragt, inwiefern in den einzelnen Einrichtungen regelmäßige strukturierte Teambesprechungen bzw. -kommissionen stattfinden. Wie in Abbildung 27 dargestellt, zeigen sich hier zwischen beiden Regionen deutliche Unterschiede: Sowohl Hygienekommissionen (72 Prozent vs. 44 Prozent) als auch Qualitätskommissionen (86 Prozent vs. 63 Prozent) werden häufiger von deutscher Seite berichtet.

---

[36] Kennzeichnend für das *psychobiographische Pflegemodell* nach Erwin Böhm ist die Fokussierung der von ihm so bezeichneten Seelenpflege bei dementiell erkrankten Personen, um die „Warm-Satt-Sauber-Pflege" zu ergänzen. Das Modell zielt darauf ab, das Seelenleben altersverwirrter Menschen zu reaktivieren, in dem die individuelle Alltagsnormalität rekurrierend auf prägende Ereignisse berücksichtigt wird (Matolycz, 2016).
[37] Die *erlebnisorientierte Pflege* basiert auf einem mäeutischen Konzept, das in den neunziger Jahren für die Zielgruppe Demenz entwickelt wurde. Dabei wird davon ausgegangen, dass Demenzkranke damit beschäftigt sind, bisher verdrängte Ereignisse aus ihrer Vergangenheit zu verarbeiten („unvollendete Vergangenheit"). Ziel der Pflegenden ist es, durch reflexive biographieorientierte Arbeit mit den Pflegebedürftigen in Kontakt zu treten, um diese bei der Verarbeitung ihrer Konflikte zu unterstützen (Kooji, 1997; Kooji, 2006).
[38] Der Ansatz der *transkulturellen Pflege* von Madeleine Leininger fordert schließlich dazu auf, bei der Pflege die Werte, Normen und den Lebensstil der Pflegebedürftigen zu berücksichtigen. Wesentliche Aspekte stellen die Wahrung der kulturellen Eigenheiten der Pflege, die kulturelle Anpassung der Pflege und die kulturelle Rekonstruktion der Pflege, deren Verhältnis zueinander im Sunrise-Modell visualisiert wird (Bose, Terpstra, 2012).

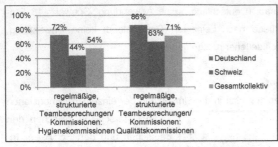

Abbildung 27: Teambesprechungen und -kommissionen

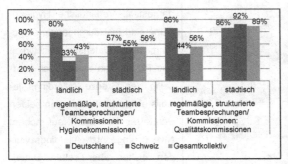

Abbildung 28: Teambesprechungen und -kommissionen: Stadt-Land-Unterschiede

Während Hygienekommissionen in Deutschland häufiger im ländlichen Bereich und in der Schweiz häufiger im städtischen Bereich stattfinden, werden Qualitätskommissionen auf Schweizer Seite häufiger von den städtischen Institutionen berichtet (Abbildung 28), die Unterschiede sind hier auch statistisch signifikant (p=0,006). Beim ambulant-stationär-Vergleich zeigen sich größere Unterschiede vor allem bei den Hygienekommissionen, deren Durchführung in beiden Pflegeregionen häufiger von den stationären Einrichtungen berichtet wurde, wie Abbildung 29 verdeutlicht.

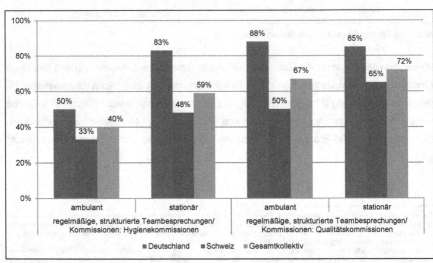

Abbildung 29: Teambesprechungen und -kommissionen: Unterschiede im ambulant-stationär-Vergleich

5.5.1.4 Risiko-, Fehler- und Notfallmanagement

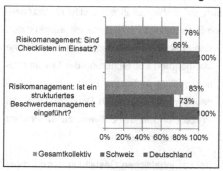

Abbildung 30: Aspekte des Risikomanagements

Abbildung 30 zeigt die Umsetzung des Risikomanagements. Ersichtlich ist, dass sich beide Aspekte (Checklisten und strukturiertes Beschwerdemanagement) auf deutscher Seite vollständig umgesetzt zeigen, während in den Schweizer Kantonen beide Segmente zu 66 Prozent (Checklisten, p=0,002) bzw. 73 Prozent (Beschwerdemanagement, p=0,006) als umgesetzt gemeldet wurden.

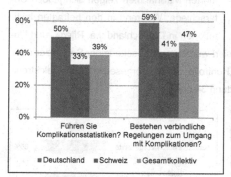

Abbildung 31: Aspekte des Fehlermanagements

Auch Aspekte des Fehlermanagements wurden in den deutschen Institutionen häufiger realisiert: So gaben 50 Prozent der Einrichtungen im Landkreis Lörrach an, Komplikationsstatistiken zu führen (Schweiz: 33 Prozent), während verbindliche Regelungen zum Umgang mit Komplikationen in 59 Prozent der deutschen Einrichtungen umgesetzt wurden (Schweiz: 41 Prozent), wie Abbildung 31 verdeutlicht.

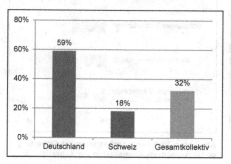

Abbildung 32: Notfallmanagement

Wie in Abbildung 32 dargestellt, zeigen sich deutliche Unterschiede in der Umsetzung auch beim Notfallmanagement (p=0,001): Während auf deutscher Seite 59 Prozent der Einrichtungen darauf hinwiesen, regelmäßige Reanimationstrainings durchzuführen, wurde selbiges lediglich von 18 Prozent der Schweizer Institutionen in den Kantonen Basel-Stadt und Basel-Landschaft berichtet.

Sowohl beim Risiko- als auch beim Fehler- und Notfallmanagement ergaben sich keine deutlichen Unterschiede zwischen ländlichen und städtischen bzw. stationären und ambulanten Einrichtungen.

5.5.1.5 Qualitätsbezogene System- und Prozessanalyse

Ein wesentlicher Teilaspekt der Fragen, die sich auf Sicherheit in der Institution bezogen, setzte sich mit Aspekten der qualitätsbezogenen System- und Prozessanalyse auseinander.

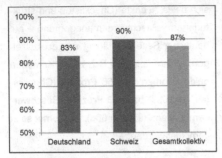

Abbildung 33: Interne Maßnahmen zur Sicherung der Dokumentationsqualität

Wie in Abbildung 33 dargestellt, sind interne Maßnahmen zur Sicherung der Dokumentationsqualität in beiden Pflegesystemen bedeutsam, da sie sich in Deutschland zu 83 Prozent und in der Schweiz zu 87 Prozent als umgesetzt zeigten.

Bei der inhaltlichen Gestaltung der durchgeführten Maßnahmen zeigen sich jedoch Unterschiede: Während in den befragten Institutionen in Deutschland v.a. Pflege- und Dokumentationsvisiten sowie Schulungen fokussiert wurden, wurde seitens der Schweizer Institutionen am häufigsten auf die Aspekte „Kontrolle durch Vorgesetzte" und „(elektronische)Pflegedokumentation" verwiesen (Abbildung 34 und 35).[39]

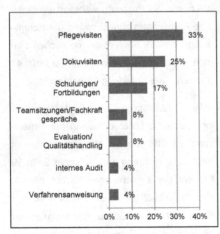

Abbildung 34: Interne Maßnahmen zur Sicherung der Dokumentationsqualität in Deutschland

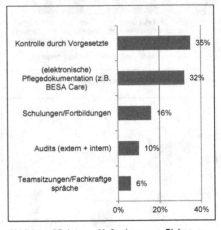

Abbildung 35: Interne Maßnahmen zur Sicherung der Dokumentationsqualität in der Schweiz

Ferner wurde erfragt, ob Qualitätssicherungsprojekte durchgeführt werden, was von 73 Prozent der deutschen Institutionen und von 82 Prozent der Schweizer Einrichtungen bestätigt wurde (Abbildung 36).

---

[39] Von Seiten der Schweizer Institutionen wurde bei der Pflegedokumentation häufig auf BESA Care verwiesen. Dieses stellt ein e-basiertes Arbeitsmittel dar, mit dem die Pflege- und Betreuungsleistungen in Alters- und Pflegeheimen definiert, gemeinsam vereinbart und abgerechnet werden können.

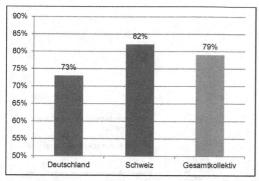

Abbildung 36: Durchführung von Qualitätsverbesserungsprojekten

Bei der Art der durchgeführten Qualitätsverbesserungen zeigten sich Unterschiede zwischen beiden Pflegeregionen: Während seitens der Institutionen im Landkreis Lörrach am häufigsten auf die Aspekte „Hygiene", „Qualitätsstandards", „Pflegevisiten", „Demenz", „Ernährung", sowie „Kunden- und Mitarbeiterzufriedenheit" verwiesen wurde (Abbildung 37), fokussierten die Pflegeinstitutionen in den Kantonen Basel-Stadt und Basel-Landschaft u.a. auch das Wundmanagement und das Medikamentenmanagement (Abbildung 38). Qualitätsverbesserungsprojekte im Bereich Hygiene waren also in beiden Pflegeregionen bedeutsam, während sich in der Schweiz eine größere thematische Breite zeigte.

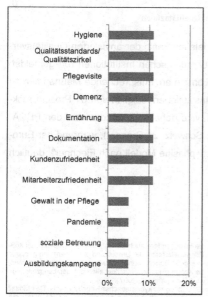

Abbildung 37: Qualitätsverbesserungsprojekte in Deutschland

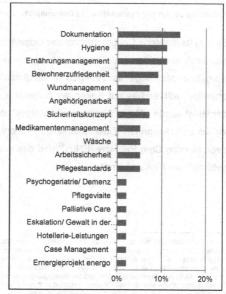

Abbildung 38: Qualitätsverbesserungsprojekte in der Schweiz

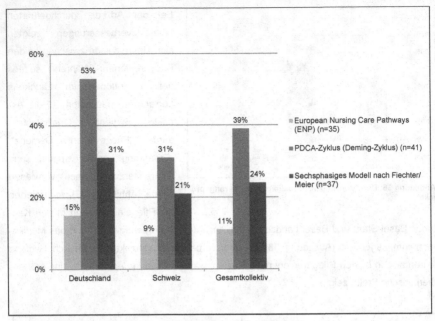

Abbildung 39: Art der systematischen Dokumentation von Qualitätszielen

Eine systematische Dokumentation der Qualitätsziele innerhalb der anvisierten Qualitätsver-besserungsprojekte wurde deutlich häufiger von den deutschen Institutionen rückgemeldet: So gaben alle Pflegeeinrichtungen im Landkreis Lörrach an, entsprechende Maßnahmen zu ergreifen, während es auf Seiten der Schweizer Institutionen lediglich von 61 Prozent rück-gemeldet wurde. Wie in Abbildung 39 dargestellt, wird dabei insbesondere auf den PDCA-Zyklus zurückgegriffen (Deutschland: 53 Prozent, Schweiz: 31 Prozent), während der Euro-pean Nursing Care Pathway (ENP)[40] und das sechsphasige Modell nach Fiechner[41] deutlich seltener zum Einsatz kamen.

---

[40] Der ENP stellt eine mehrdimensionale Pflegedokumentation dar, die insbesondere auch im Rahmen des Qualitätsmanage-ments in der Langzeitpflege Anwendung findet, da Pflegediagnosen, Pflegeziele (samt der Umsetzung derselben) und geplante Pflegemaßnahmen sowie deren Grad der Umsetzung dokumentiert werden können. Durch Verwendung einer einheitlichen, standardisierten Sprache zur Abbildung des Pflegeprozesses, soll die Kommunikation zwischen allen mit der Langzeitpflege betrauten Akteuren verbessert werden, um die Versorgungsqualität zu erhöhen (Wieteck, 2007).
[41] Das sechsphasige Modell nach Fiechner zeichnet sich durch seine Gestaltung als kybernetischer Regelkreis aus. Das Modell besteht aus einer Reihe von logischen, voneinander abhängigen Schritten der Entscheidungsfindung und der Handlung, die einerseits auf eine strukturierte Problemlösung zugeschnitten sind, deren einzelne Schritte sich aber (ähnlich dem PDCA-Zyklus) beständig wiederholen, aufeinander aufbauen und Rückkopplungseffekte besitzen. Die Phasen unterteilen sich im Einzelnen in das Pflegeassessment, die Pflegediagnose, die Festlegung der Pflegeziele, die Planung der Pflegemaßnahmen, die Durchführung der Pflege und die Pflegeevaluation. Zu den wesentlichen Zielen des sechsphasigen Prozesses gehören die fachliche Kontinuität des Pflegeverlaufs, die Sicherheit der Pflegebedürftigen und die Qualitätssicherung (Kämmer et al. 2008).

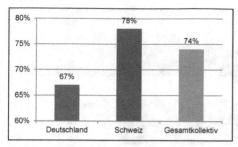

Die Dokumentation einer systematischen Überprüfung der Zielerreichung wurde häufiger von den Schweizer Institutionen gemeldet (78 Prozent, vs. 67 Prozent in Deutschland), wie in Abbildung 40 dargestellt.

Abbildung 40: Dokumentation der systematischen Überprüfung der Zielerreichung

5.5.2 Patientenorientierung und -sicherheit

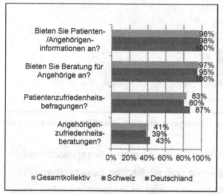

Abbildung 41: Patienten- und Angehörigenorientierung

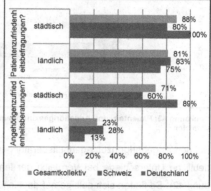

Abbildung 42: Patienten- und Angehörigenzufriedenheitsbefragungen: Stadt-Land-Vergleich

Ein wesentliches Element des internen Qualitätsmanagements stellt ferner die Patienten- und Angehörigenorientierung dar. Dabei wurden die Institutionen u.a. gefragt, ob Patienten- und Angehörigeninformationen, -befragungen und -beratungen angeboten werden. Patienten- und Angehörigeninformationen sowie Angehörigenbefragungen finden sich auf hohem Niveau in beiden Pflegeregionen umgesetzt, wie in Abbildung 41 dargestellt. Während die Realisierung von Patienten-Zufriedenheitsbefragungen im Rahmen der Evaluation ebenfalls hohe Zustimmung erhielt (Deutschland: 87 Prozent, Schweiz: 80 Prozent), werden Möglichkeiten zur Befragungen von Angehörigen bisher kaum genutzt (Deutschland: 43 Prozent, Schweiz: 39 Prozent).

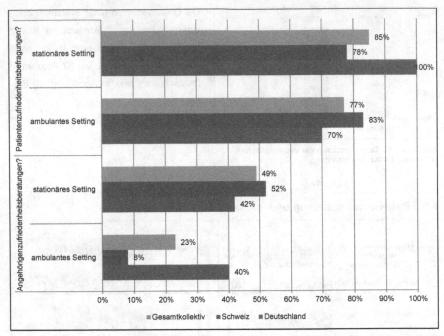

Abbildung 43: Patienten- und Angehörigenzufriedenheitsbefragungen: Unterschiede im ambulant-stationär-Vergleich

Bei den Angehörigenzufriedenheitsberatungen zeigen sich in beiden Pflegeregionen jedoch deutliche Unterschiede bei Vergleich der ländlichen und städtischen Einrichtungen (Abbildung 42): So finden sich selbige auf deutlich höherem Niveau im städtischen Umfeld umgesetzt (Deutschland: 89 Prozent vs.13 Prozent, p=0,002; Schweiz: 60 Prozent vs. 28 Prozent). Beim Vergleich zwischen ambulantem und stationären Setting finden sich hier insbesondere auf Schweizer Seite deutliche Unterschiede zugunsten der stationären Institutionen (52 Prozent vs. 8 Prozent).

5.5.3 Mitarbeiter-Orientierung

Als wesentlicher Faktor des internen QM ist darüber hinaus die Mitarbeiter-Orientierung von

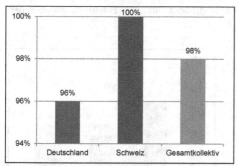

Relevanz. Dabei wurde u.a. erhoben, wie sich das Weiterbildungsregime gestaltet, ob Arbeitsschutzmaßnahmen bestehen und ob schriftlich fixierte Regelungen für die Einarbeitung neuer Mitarbeiterinnen und Mitarbeiter implementiert wurden. Wie in Abbildung 44 dargestellt, werden systematische Aus-, Fort- und Weiterbildungen auf sehr hohem Niveau realisiert: Entsprechende Maßnahmen wurden von

Abbildung 44: Fort- und Weiterbildungsregime

allen Schweizer Institutionen und von 96 Prozent der deutschen Einrichtungen bestätigt.

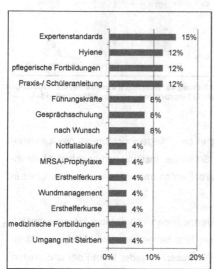

Abbildung 45: Angebotene Fort- und Weiterbildungen in Deutschland

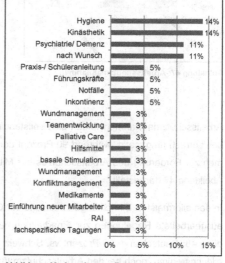

Abbildung 46: Angebotene Fort- und Weiterbildungen in der Schweiz

Auch die Themen der Fort- und Weiterbildungen wurden erhoben, wobei sich deutliche Unterschiede zeigten: Während auf deutscher Seite häufig die Themen „Expertenstandards", „Praxis-/ und Schüleranleitung", sowie „allgemeine pflegerische Fortbildungen" genannt wurden (Abbildung 45), verwiesen die Schweizer Institutionen u.a. auf die Aspekte „Kinästhetik" sowie „Psychiatrie/ Demenz" (Abbildung 46).

Gemeinsamkeiten zeigten sich hinsichtlich der Fokussierung von Fortbildungen zur Thematik „Hygiene", die in beiden Pflegeregionen mit hoher Häufigkeit genannt wurden. Grundsätzlich zeigte sich auf Schweizer Seite weiterhin eine größere fachliche Breite an angebotenen Fortbildungen.

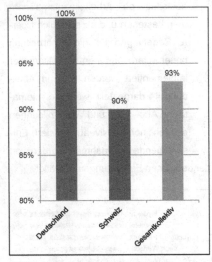

Abbildung 47: Arbeitsschutzmaßnahmen

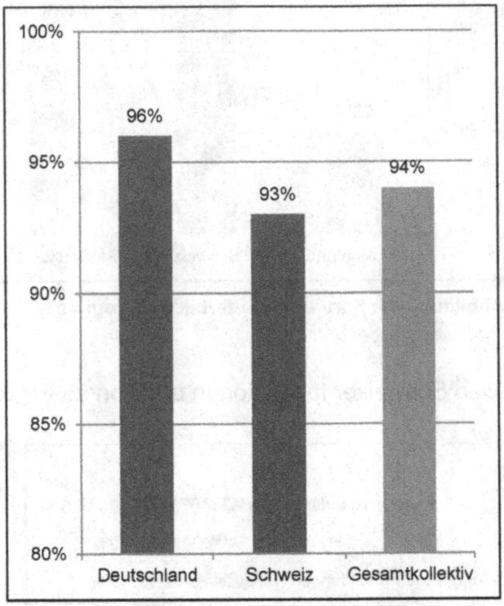

Abbildung 48: Schriftlich ausgearbeitete Regelungen für die Einarbeitung von neuen Mitarbeitenden

Arbeitsschutzmaßnahmen finden sich vollständig in den Pflegeeinrichtungen des Landkreises Lörrach umgesetzt, während 90 Prozent der Schweizer Institutionen angaben, Maßnahmen zur Förderung des Arbeitsschutzes der Mitarbeitenden implementiert zu haben, wie in Abbildung 47 dargestellt.

In den allermeisten Einrichtungen beidseits der Grenze finden sich darüber hinaus schriftlich ausgearbeitete Regelungen zur Einarbeitung neuer Mitarbeiterinnen und Mitarbeiter (Abbildung 48: Deutschland: 96 Prozent vs. Schweiz: 93 Prozent). Weder beim Fort- und Weiterbildungsregime, noch bei den Arbeitsschutzmaßnahmen oder der Organisation der Einarbeitung von neuen Mitarbeitenden zeigten sich deutliche Unterschiede zwischen ambulanten und stationären Einrichtungen bzw. zwischen städtischen und ländlichen Institutionen.

5.5.4 Kommunikation

Wesentlich für ein internes QM ist schließlich die Dimension der Kommunikation, die im Fragebogen u.a. die Aspekte Supervision, Qualitätszirkel, Fortbildungsreihen und Patientenseminare beinhaltete. Wie in Abbildung 49 dargestellt, werden Fall-/ Komplikations- oder Planungsbesprechungen in fast allen Pflegeeinrichtungen beider Pflegeregionen durchgeführt

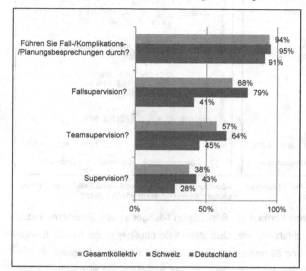

(Deutschland: 91 Prozent, Schweiz: 95 Prozent). Deutliche Unterschiede zeigten sich hingegen bei den Supervisionen, die insbesondere auf Schweizer Seite implementiert wurden: So gaben auf Schweizer Seite 79 Prozent der Pflegeeinrichtungen an, Fallsupervisionen durchzuführen, während die Zustimmungsquote im Landkreis Lörrach lediglich 41 Prozent betrug (p= 0,005).

Abbildung 49: Besprechungen und Supervisionen

Deutlich seltener wurden in beiden Pflegeregionen Teamsupervisionen bzw. allgemeine Supervisionen durchgeführt, wobei auch hier die Zustimmung von Einrichtungen aus den Kantonen Basel-Stadt und Basel-Landschaft überwog (Teamsupervisionen: 64 Prozent vs. 45 Prozent; Supervisionen: 43 Prozent vs. 28 Prozent). Bei der Stadt-Land-Verteilung zeigten sich in Deutschland insbesondere bei den Teamsupervisionen deutliche Unterschiede zu Gunsten der ländlichen Institutionen (Abbildung 50). Wie in Abbildung 51 dargestellt, hatten die ambulanten Einrichtungen in der Schweiz häufiger allgemeine Supervisionen, sowie Fall- und Teamsupervisionen umgesetzt, während sich alle drei Formen in Deutschland häufiger im stationären Setting fanden.

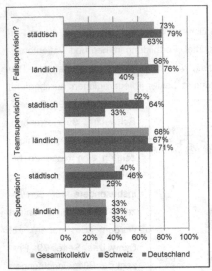

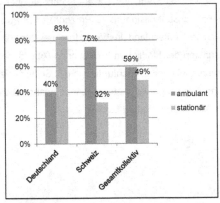

Abbildung 50: Supervisionen und Fall-/ Teamsupervisionen: Stadt-Land-Vergleich

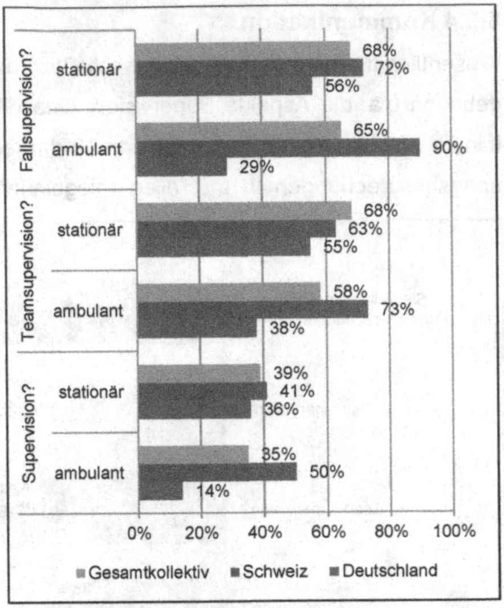

Abbildung 51: Supervisionen und Fall-/ Teamsupervisionen: ambulant-stationär-Vergleich

Während sich die verschiedenen Formen der Supervision häufiger in den Schweizer Institutionen fanden, wurde die Durchführung von Qualitätszirkeln häufiger in deutschen Einrichtungen berichtet, wie in Abbildung 52 dargestellt (Deutschland: 61 Prozent, Schweiz: 49 Prozent). Während sich hierbei keine größeren Unterschiede zwischen ländlichen und städtischen Einrichtungen identifizieren ließen, ergaben sich größere Abweichungen im ambulant-stationär Vergleich, da Qualitätszirkel in beiden Pflegregionen häufiger im ambulanten Setting rückgemeldet wurden (Abbildung 53).

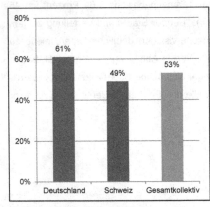

Abbildung 52: Qualitätszirkel 2014

Abbildung 53: Qualitätszirkel 2014: Unterschiede zwischen ambulantem und stationärem Setting

Abbildung 54 und Abbildung 55 zeigen die jeweiligen Schwerpunkte der im Jahre 2014 durchgeführten Qualitätszirkel. In den deutschen Institutionen fanden demnach Qualitätszirkel zu den Thematiken „Expertenstandards", „Personalkonzepte" „Marketing", „Pflegedokumentation", sowie zu den pflegebezogenen Themen „Wundberatung", „Pandemie" und „Ernährung" statt. In der Schweiz wurde eine größere Vielzahl an Themen rückgemeldet, u.a. zu den Themenbereichen „Palliative Care", „Case Management", „Sturzmanagement" und „Heim-Audit".

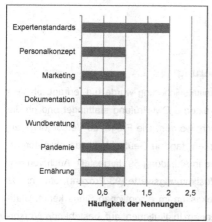

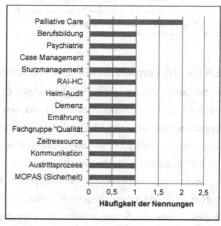

Abbildung 54: Qualitätszirkel 2014 in Deutschland   Abbildung 55: Qualitätszirkel 2014 in der Schweiz

Wie in Abbildung 56 dargestellt, fanden sich Fortbildungsreihen häufiger in den deutschen

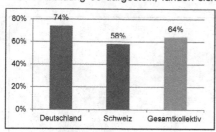

Abbildung 56: Fortbildungsreihen

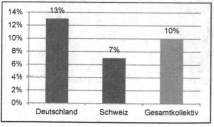

Abbildung 57: Patienten-Seminare

Einrichtungen umgesetzt (74 Prozent vs. 58 Prozent in der Schweiz), wobei in beiden Pflegeregionen besonders häufig die Themen „Demenz" und „Kinästhetik" genannt wurden. Deutliche Unterschiede zwischen ländlichen und städtischen bzw. ambulanten und stationären Einrichtungen waren dabei nicht ersichtlich. Wenngleich etwas häufiger im Landkreis Lörrach realisiert, kommt Patienten-Seminaren zwecks Einbeziehung der Pflegebedürftigen in den Pflegeprozess bisher in beiden Pflegeregionen keine große Bedeutung zu, wie in Abbildung 57 dargestellt (Deutschland: 13 Prozent, Schweiz: 7 Prozent).

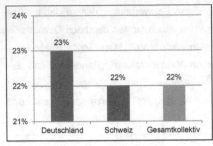

Auch die Durchführung von bzw. die Beteiligung an wissenschaftlichen Studien ist bisher nur von geringer Relevanz (Deutschland: 23 Prozent, Schweiz: 22 Prozent), wobei sich kaum Unterschiede zwischen beiden Pflegeregionen identifizieren ließen (Abbildung 58).

Abbildung 58: Durchführung/ Beteiligung von/ an wissenschaftlichen Studien

5.6 Extern vergleichende Qualitätssicherung

In der Dimension der extern vergleichenden Qualitätssicherung wurde u.a. erfragt, ob Verträge mit den Pflegekassen bestehen, ob eine externe QM-Prüfung stattfindet und ob die Ergebnisse der externen Überprüfung veröffentlicht werden. Die Frage, ob Versorgungsverträge mit den Pflegekassen abgeschlossen wurden, fand in Deutschland (da obligatorisch nach § 72, SGB XI) vollständige Zustimmung, wie in Abbildung 59 dargestellt. Auch von den Schweizer Institutionen erhielt die Frage hohe Zustimmungswerte (93 Prozent), obwohl das Schweizer System (wie dargestellt) keine Pflegekassen im eigentlichen Sinne kennt. Stattdessen wurde die Frage seitens der antwortenden Institutionen auf bestehende Versorgungsverträge/ Leistungsvereinbarungen mit den Gemeinden und den Krankenversicherungen (u.a. der Kassenverband Santésuisse) bezogen.

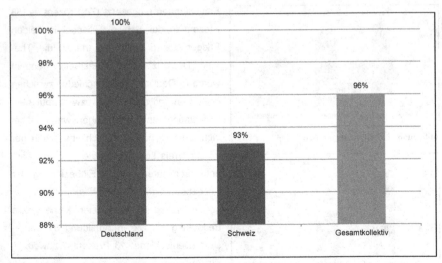

Abbildung 59: Versorgungsvertrag mit Pflegekassen

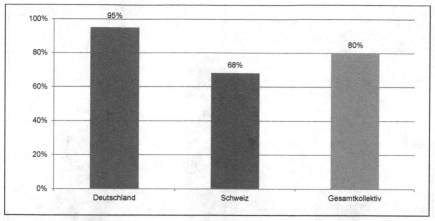

Abbildung 60: MDK-Prüfung

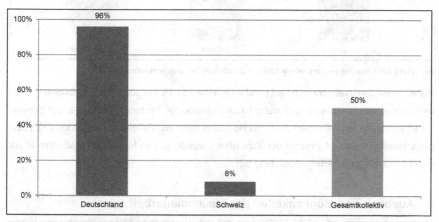

Abbildung 61: Veröffentlichung der Ergebnissen der extern vergleichenden Qualitätssicherung

Wie in Abbildung 60 dargestellt, gaben 95 Prozent der deutschen Institutionen an, sich im letzten Kalenderjahr einer externen Qualitätsprüfung durch den MDK unterzogen zu haben. Obwohl sich die Frage explizit nur an deutsche Pflegeeinrichtungen richtete, gaben auch 68 Prozent der Institutionen in den Kantonen Basel-Stadt und Basel-Landschaft an, vom MDK geprüft worden zu sein.[42]

---

[42] Die Bezeichnung MDK wird im Schweizer System als Abkürzung für die Militärdienstkasse genutzt, die als Ergänzung der staatlichen Erwerbsausfallentschädigung dient (z.B. bei familiär Pflegenden, die durch Übernahme von Pflegeverantwortung ihre Vollzeittätigkeit zugunsten von flexibleren Arbeitsmodellen aufgeben müssen). Darüber hinaus ist der *deutsche* MDK an der Pflegebegutachtung von in der Schweiz lebenden *deutschen* Pflegebedürftigen mit Anspruch auf Leistungen aus der gesetzlichen Pflegeversicherung beteiligt.

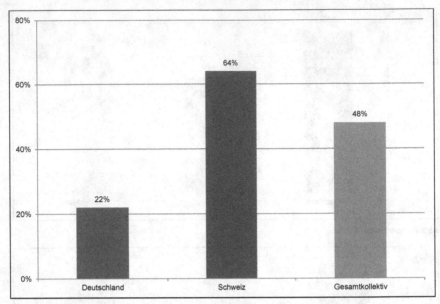

Abbildung 62: Freiwillige extern vergleichende Qualitätssicherungsmaßnahmen

Während im Landkreis Lörrach fast vollständig eine Veröffentlichung der Ergebnisse der externen vergleichenden Qualitätssicherung bestätigt wurde (96 Prozent), ist diese in der Schweizer Pflegeregion mit 8 Prozent Zustimmung bisher nicht von Relevanz (Abbildung 61). Allerdings beteiligen sich 64 Prozent der Schweizer Institutionen an freiwilligen Maßnahmen zur externen Qualitätssicherung (Abbildung 62).

5.7 Ausblick und Möglichkeiten der Zusammenarbeit

50 Prozent der deutschen und 59 Prozent der Schweizerischen Pflegeeinrichtungen gaben an, weitere (vom Fragebogen nicht berücksichtigte) Maßnahmen des QM zu planen oder aktuell umzusetzen (Abbildung 63). In Deutschland zeigten sich dabei deutliche Unterschiede im Stadt-Land-Vergleich zu Gunsten der städtischen Institutionen (Abbildung 64), während sich in der Schweiz ein entsprechendes Engagement insbesondere im ambulanten Setting zeigte (Abbildung 65).

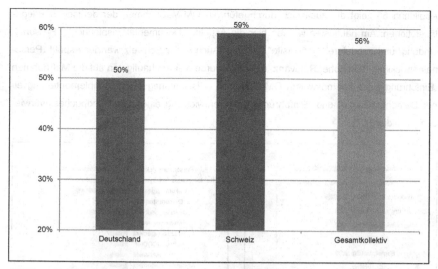

Abbildung 63: Weitere Maßnahmen des QM in Planung oder Umsetzung

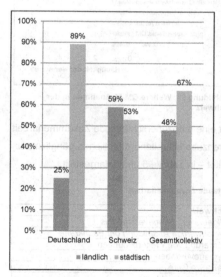

Abbildung 64: Weitere Maßnahmen des QM, Stadt-Land-Vergleich

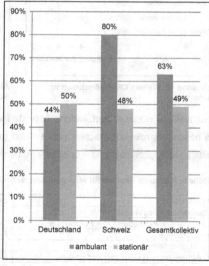

Abbildung 65: Weitere Maßnahmen des QM, ambulant-stationär-Vergleich

Abbildung 66 zeigt die zusätzlich durchgeführten QM-Maßnahmen der deutschen Pflege-Institutionen: Am häufigsten wurden hier die Aspekte „Dokumentationsplanung", „Personal-bindung" und „modulare Pflegevisite" genannt. Auch in der Schweiz war der Aspekt „Perso-nalentwicklung" von hoher Relevanz, daneben wurde hier am häufigsten auf die Maßnahmen „Einführung eines kantonsweiten QM-Systems", „Risikomanagement", „Implementierung ei-ner Demenzstrategie" und „Einführung/ Weiterentwicklung eines QM-Handbuches" verwie-sen (Abbildung 67).

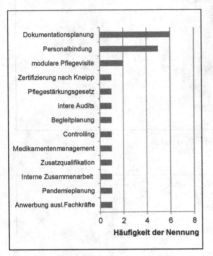

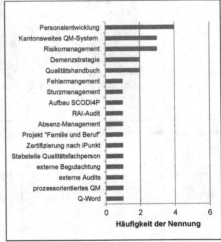

Abbildung 66: Weitere QM-Maßnahmen in Deutschland

Abbildung 67: Weitere QM-Maßnahmen in der Schweiz

Abschließend wurde erfragt, welche Aspekte für eine grenzüberschreitende Zusammenarbeit als besonders relevant erachtet werden und grenzüberschreitend öffentlich zugänglich sein sollten. Die Ergebnisse sind – qualitativ aufbereitet – in Tabelle 5 und 6 dargestellt.

Tabelle 5: Relevante Aspekte für eine grenzüberschreitende Zusammenarbeit

Deutschland	Schweiz
Allgemeines Pflegeverständnis	Allgemeines Pflegeverständnis
Gleichwertige Ausbildung der Fachkräfte	Gleichwertige Ausbildung der Fachkräfte
Demenzpflege	Förderung von Weiterbildungen
Psychiatriepflege	Hygienevorgaben
Möglichkeiten und Grenzen der Pflege	Palliative Care
Pflegeorganisation	Standardentwicklung
Überleitungsmanagement	Kulturwerte
Pflegedokumentation	Flexibilität
Personalschlüssel	Pflegestandards
Gleichförmiges Pflegestufenmanagement	Gleiche Indikatoren

Als besonders relevant für eine grenzüberschreitende Zusammenarbeit wurden in beiden Pflegesystemen eine Kenntnisnahme des zugrundeliegenden Pflegeverständnisses und die Entwicklung einer gleichwertigen standardisierten Ausbildung genannt. Von deutscher Seite wurden darüber hinaus u.a. die Aspekte „Demenzpflege", „Pflegeorganisation", „Überleitungsmanagement", „Pflegedokumentation" und „Personalschlüssel" als wichtig für eine grenzüberschreitende Zusammenarbeit betrachtet. Die Schweizer Einrichtungen verwiesen hingegen u.a. auf „Hygienevorgaben", Pflegestandards", „Indikatoren" und ein vergleichbares Weiterbildungsregime (Tabelle 5). Als öffentlich zugänglich zu machende Aspekte des eigenen QM wurde insbesondere von Seiten der Schweizer Einrichtungen u.a. auf die Ablaufbeschreibungen der Supportprozesse, das Pflegeverständnis, die Hygienevorgaben, die Expertenstandards und die Resultate aus der pflegewissenschaftlichen Forschung verwiesen, während in Deutschland u.a. darauf hingewiesen wurde, dass mangels Vergleichbarkeit beider Pflege(qualitäts-)systeme Maßnahmen zur grenzübergreifenden öffentlichen Darstellung nur wenig sinnvoll sei und das deutsche Pflegesystem durch die Veröffentlichungspflicht der Ergebnisse der MDK-Prüfung ja ohnehin schon maximal transparent sei (Tabelle 6).

Tabelle 6: Grenzüberschreitend öffentlich zugängliche Aspekte des QM

Deutschland	Schweiz
gleichwertige Beurteilung der Pflegebedürftigkeit (Pflegestufen)	Ablaufbeschreibung der Supportprozesse
„In Deutschland ist durch die Gängelei des Gesetzgebers sowohl der Prüfbericht der Heimaufsicht als auch des MDK einsehbar. Mehr Transparenz ist nicht möglich - reicht jedoch nicht aus, um der Gesellschaft das Gefühl zu geben, dass die Pflege eine "gute Arbeit" macht".	Pflegeverständnis
	Hygienevorgaben/ -verständnis
	Resultate und Studien aus der Pflegewissenschaft
	Expertenstandards
	Fachlicher Austausch
	Finanzierung
„Zunächst sollte die Möglichkeit einer Vergleichbarkeit geschaffen werden".	Weiterbildung
	Stellenbewirtschaftung
	„Gott sei Dank, haben wir noch Personal, welches mit gesundem Menschenverstand die Klienten pflegt".

6. Diskussion

6.1 Zusammenfassung der Ergebnisse

6.1.1 Zusammenfassende Darstellung der vorbereitenden Systemanalyse

Festgehalten werden kann, dass bezüglich der systemischen Vorgaben die Pflegequalität und die Qualitätsdarlegung betreffend deutliche Unterschiede zwischen den beiden Pflegesystemen bestehen. Diese zeigen sich sowohl in der definitorischen Dimension als auch bezogen auf die Explizität der Vorgaben sowie auf die Ebene der Normgebung.

Während das deutsche Pflegesystem eher der allgemeinen Definition von Pflegequalität folgt und diese folglich als Maß der Übereinstimmung zwischen der tatsächlichen Pflege und der „Soll-Pflege" definiert, rückt in der Schweiz der Pflegebedürftige auch in der definitorischen Ebene in den Mittelpunkt, da Qualität hier als Maß für das Nichtvorhandensein von unerwünschten Gesundheitsergebnissen betrachtet wird. Davon abgeleitet kann hier also z.B. dann von einer qualitativen Pflege gesprochen werden, wenn sich *keine* durch mangelhafte Pflegemaßnahmen verursachten Dekubitalulcera nachweisen lassen. Die normativen Vorgaben in der Schweiz betonen daher deutlich expliziter die Ergebnisqualität, was sich u.a. in der Verpflichtung für stationäre Einrichtungen manifestiert, 22 Pflegeindikatoren mittels RAI-Systematik zu erfassen.

In Deutschland sind die Pflegeinstitutionen dazu verpflichtet, ein internes QM-System zu implementieren, sich an der Entwicklung und Implementierung von Pflegestandards zu beteiligen, eine die Pflegequalität fördernde Pflegedokumentation einzuführen und sich einer jährlich stattfindenden externen Qualitätsüberprüfung des MDK zu unterziehen, deren Ergebnisse der Öffentlichkeit zugänglich gemacht werden müssen. Auch die Schweizer Einrichtungen sind zur Einrichtung eines internen QM-System verpflichtet, die die Ergebnisse von externen Prüfungen (die hier von privaten Prüffirmen vorgenommen werden) allerdings nicht der Allgemeinheit sondern der Regierung vorlegen müssen, weswegen hier eine geringere Transparenz postuliert werden kann. Ferner ist festgelegt, dass die Institutionen in den beiden untersuchten Kantonen u.a. ein Weiterbildungskonzept implementieren müssen und für alle Pflegebedürftigen eine sachgelegte Pflegedokumentation angelegt wird.

Während sich im deutschen System die wesentlichen Vorgaben zum einrichtungsbezogenen Qualitätsmanagement auf nationaler Ebene in SGB XI finden, werden in der Schweiz auf Ebene des Bundes nur unspezifische Rahmenbedingungen vorgegeben, deren konkrete Ausgestaltung der kantonalen Gesetzgebung obliegt.

6.1.2 Zusammenfassende Darstellung der empirischen Untersuchung

Wenngleich auch beim einrichtungsbezogenen Qualitätsmanagement Unterschiede zwischen deutscher und Schweizer Institutionen identifiziert werden können, wird der Pflegequalität und der Qualitätsdarlegung in beiden Systemen große Relevanz zugebilligt, wie die empirische Untersuchung verdeutlichte. Nur geringe Unterschiede zeigten sich bei Einzelaspekten der Qualitätspolitik und -strategie, da mit nur minimalen Fluktuationen zwischen beiden Systemen jeweils mehr als drei Viertel der Einrichtungen angaben, ein internes QM und einen integrierten QM-Prozess eingeführt zu haben. Maßnahmen zur Bewertung von Qualität und die Durchführung von Qualitätsprojekten wurden hingegen deutlich häufiger von den Institutionen der beiden Kantone berichtet. Bei den internen qualitätssichernden Maßnahmen zeigten sich gleich bei einigen Aspekten Unterschiede zwischen beiden Pflegeregionen: Während auf deutscher Seite vor allem Expertenstandards, Teambesprechungen, Aspekte des Risiko- und Notfallmanagements, die systematische Dokumentation von Qualitätszielen, Arbeitsschutzmaßnahmen, Qualitätszirkel und Fortbildungsreihen auf hohem Niveau realisiert wurden, fanden sich auf Seiten der Schweizer Einrichtungen im direkten Ländervergleich v.a. konzeptionelle Vorstellungen, interne Maßnahmen zur Sicherung der Dokumentationsqualität, Qualitätsverbesserungsprojekte, die Dokumentation der systematischen Überprüfung der Zielerreichung und Supervisionen häufig realisiert. Nur geringe Unterschiede zeigten sich beim Organisationsmanagement, bei der Patienten- und Angehörigenorientierung und beim Fort- und Weiterbildungsregime. Die Teilnahme an externen qualitätssichernden Maßnahmen sowie die Veröffentlichung der Ergebnisse wurden deutlich häufiger von deutschen Einrichtungen rückgemeldet.

6.2 Beantwortung der Forschungsfragen

6.2.1 Forschungsfragen der vorbereiteten Untersuchung

1. *Durch welche Aspekte und Vorgaben sind das deutsche und das schweizerische Pflegequalitätssystem jeweils gekennzeichnet?*

   Das deutsche Pflegesystem verpflichtet die Pflegeinstitutionen zur Einführung eines internen QM-Systems, zur Pflegedokumentation, zur Implementierung und Weiterentwicklung von Expertenstandards, zur Teilnahme an der externen Qualitätssicherung und zur Veröffentlichung der Ergebnisse derselben. Auch in den Kantonen Basel-Stadt und Basel-Landschaft sind die Pflegeeinrichtungen zur Einrichtung eines internen QM und zur Pflegedokumentation verpflichtet, daneben besteht die Vorgabe zur Einrichtung eines Fort- und Weiterbildungskonzepts und zur Nutzung der RAI-Pflegeindikatoren.

2. *In welchen Bereichen unterscheiden sich die beiden Pflegequalitätssysteme hinsichtlich der jeweiligen sozialrechtlichen Vorgaben?*

Die beiden Pflegesysteme unterscheiden sich in vier wesentlichen Bereichen: zum einen bei der zugrundeliegenden Definition von Pflegequalität, die in der Schweiz expliziter den individuellen Gesundheitszustand miteinbezieht. Zweitens auf Ebene der Normengebung, da in Deutschland bundeseinheitliche Vorgaben bestehen, während in der Schweiz die genaue Ausgestaltung der QM-Vorgaben auf Kantonalebene erfolgt. Drittens bezüglich der Bedeutung der Ergebnisqualität, die in der Schweiz durch verpflichtende Nutzung der RAI-Pflegeindikatoren stärker fokussiert wird. Viertens durch Unterschiede bezüglich des Transparenzgrads, der in Deutschland höher ist, da die Ergebnisse der externen Qualitätsüberprüfung hier der Öffentlichkeit einsehbar gemacht werden müssen. Nur geringe Unterschiede zeigen sich hingegen bei den Vorgaben der Ausgestaltung des internen Qualitätsmanagements.

6.2.2 Forschungsfragen der empirischen Untersuchung

1. *In welchen Bereichen des einrichtungsbezogenen Qualitätsmanagements zeigten sich Unterschiede hinsichtlich der Verteilungsparameter ambulant-stationär und städtisch-ländlich?*

Bezüglich der ambulant-stationär- und der Land-Stadt-Verteilung zeigten sich in beiden Pflegesystemen unterschiedliche Effekte. Beim Stadt-Land-Vergleich wurden auf Schweizer Seite Aspekte des internen QM häufiger im städtischen Milieu umgesetzt, während sich auf deutscher Seite teilweise Effekte zugunsten der ländlichen Einrichtungen zeigten. In Deutschland wurden Maßnahmen zur Bewertung der Qualität deutlich häufiger im städtischen Umfeld durchgeführt, die auch häufiger rückmeldeten, weitere (bisher nicht abgefragte) Maßnahmen des QM zu planen bzw. aktuell umzusetzen, wohingehend die Durchführung von Qualitätsprojekten und Teamsupervisionen sich häufiger in ländlichen Einrichtungen fanden. Während Hygienekommissionen in Deutschland häufiger im ländlichen Bereich und in der Schweiz häufiger im städtischen Bereich stattfinden, wurden Qualitätskommissionen auf Schweizer Seite häufiger von den städtischen Institutionen berichtet. Angehörigenbefragungen fanden sich in beiden Pflegesystemen auf deutlich höherem Niveau im städtischen Umfeld umgesetzt. Die Gegenüberstellung von ambulanten und stationären Institutionen zeigte folgendes Bild: In der Schweiz wurde die Einrichtung eines internen QM-Systems häufiger im ambulanten Setting berichtet, während sich Angehörigenzufriedenheitsberatungen häufiger in stationären Einrichtungen fanden. In Deutschland fanden Maßnahmen zur Bewertung der Qualität und die Durchführung von Qualitätsprojekten häufiger im stationären Setting statt. In beiden Pflegesysteme deuteten sich das Vorhandensein konzeptioneller Vorstellungen und die Durchführung von Hygienekommissionen häufiger im stationären Setting an, während sich die Durchführung von Qualitätszirkeln jeweils häufiger in ambulanten Einrichtungen zeigte. Während allgemeine Supervisionen, sowie Fall- und Teamsupervisionen in der Schweiz häufiger in den ambulanten Institutionen umgesetzt wurden, fanden sich in Deutschland alle drei Formen häufiger im stationären Setting. Daraus kann abgeleitet werden, dass sich beim Vergleich von ländlichen und städtischen sowie ambulanten und stationären Einrichtungen anhand der empirischen Ergebnisse keine klaren Aussagen bezüglich des Umsetzungsgrades einzelner Aspekte des einrichtungsbezogenen QM ableiten lassen. Offenbar werden in Abhängigkeit von Setting und geographischer Lokalität in beiden Systemen unterschiedliche Schwerpunkte gesetzt.

2. *Welche Gemeinsamkeiten und Unterschiede zeigen sich im grenzüberschreitenden Vergleich hinsichtlich der Qualitätspolitik und –strategie?*
Integrierte QM-Prozesse, QM-Beauftragte und die Einführung eines internen QM zeigten sich in beiden Systemen nicht vollständig umgesetzt, aber auf (ähnlich) hohem Niveau realisiert. Maßnahmen zur Bewertung von Qualität und die Durchführung von Qualitätsprojekten fanden sich deutlich häufiger in den beiden Schweizer Kantonen.

3. *Welche intern durchgeführten qualitätssichernden Maßnahmen in der Dimension Sicherheit dominieren im grenzüberschreitenden Vergleich?*
In Deutschland dominieren Expertenstandards sowie Aspekte des Risiko- und Beschwerdemanagements (jeweils vollständig umgesetzt), während in den Schweizer Institutionen häufiger konzeptionelle Vorstellungen in den Pflegealltag mit einbezogen wurden und eine stärkere Fokussierung der qualitätsbezogenen System- und Prozessanalyse ersichtlich war. Mit Ausnahme des Datenschutzes zeigen sich die Aspekte des Organisationsmanagements in beiden Pflegesystemen auf ähnlich hohem Niveau umgesetzt.

4. *In welchen Bereichen zeigen sich unterschiedliche Schwerpunktsetzungen hinsichtlich der Mitarbeiter- und Patienten-Orientierung?*
Der Patienten-Orientierung und -Sicherheit wird in beiden Systemen große Bedeutung zugemessen, da Patienten-/ Angehörigeninformationen und -beratungen fast vollständig umgesetzt wurden. Auch bei der Mitarbeitenden-Orientierung zeigen sich nur sehr geringe Unterschiede, da ein Fortbildungs- und Weiterbildungsregime fast durchgängig implementiert wurde.

5. *Wie werden im direkten Vergleich Kommunikationsprozesse innerhalb des QM gestaltet?*

In den Schweizer Pflegeinstitutionen wurden häufiger Fall- und Teamsupervisionen durchgeführt, während die deutschen Einrichtungen häufiger die Durchführung von Qualitätszirkel rückmeldeten. Dies lässt auf Unterschiede in der Betriebskultur und im eigenen Selbstverständnis schließen. Während in Deutschland eher ein bottom-top-Ansatz verfolgt wird, bei dem die Qualität von den Mitarbeitenden selbst reflektiert und optimiert werden soll, wird in der Schweiz eher auf speziell ausgebildete, z.T. externe Supervisors zurückgegriffen, welche die Mitarbeitenden zur Selbstreflektion anregen.

6. *Welcher Einfluss kommt extern vergleichenden Qualitätssicherungsmaßnahmen zu?*

Der extern vergleichenden Qualitätssicherung kommt insbesondere im deutschen System eine starke Bedeutung zu, da sich selbige hier fast durchgängig realisiert fand, während die Schweizer Institutionen deutlich seltener ihre Teilnahme an entsprechenden Maßnahmen rückmeldeten. Die Veröffentlichung der Ergebnisse der externen Qualitätssicherung war im Schweizer System gänzlich ohne Relevanz, während sich auch hier in Deutschland eine fast vollständige Realisierungsquote zeigte.

7. *In welchen Bereichen des einrichtungsbezogenen Qualitätsmanagements haben die an der Befragung teilnehmenden Institutionen aus Deutschland die expliziten Vorgaben von SGB XI erfüllt, bei welchen Aspekten besteht Optimierungsbedarf?*

Vollständig erfüllt wurde seitens der deutschen Pflegeeinrichtungen die Entwicklung und Einführung von Expertenstandards (gemäß § 113a, SGB XI), sowie die (für alle Einrichtungen des Gesundheitssystems geltende) Vorgabe der Einführung eines Beschwerdemanagements. Optimierungsbedarf besteht insbesondere bei der nach § 112, Abs. 2, SGB XI verbindlichen Einführung eines internes Qualitätsmanagements, das nur von 81 Prozent der Einrichtungen als bestehend rückgemeldet wurde. Auch bei der externen Qualitätssicherung (gemäß § 114 und 114a, SGB XI) besteht ggf. ein geringes Verbesserungspotential, da diese nach Selbstauskunft bei 95 Prozent der Einrichtungen stattfand. Möglicherweise handelte es sich bei den 5 Prozent der Institutionen ohne externe Überprüfung jedoch auch um neu eingerichtete Institutionen, die erst im Jahr der Befragung ihre Zulassung erhielten. Offen bleibt jedoch, wie Einrichtungen im Rahmen der externen Qualitätssicherung hinsichtlich ihrer bestehenden Pflegequalität überprüft werden konnten, die kein internes QM implementiert hatten. Nicht abschließend bewertet werden kann die Forderung nach der Einführung einer (nach § 113, Abs. 1, SGB XI) die Pflegequalität fördernden Pflegedokumentation: Zwar gaben 99 Prozent der Einrichtungen an, eine systematische Dokumentation von Qualitätszielen durchzuführen, Maßnahmen zur Sicherung der Dokumentationsqualität fanden sich jedoch nur bei 83 Prozent der Einrichtungen. Da nur 43 Prozent angaben, über eine(n) Datenschutzbeauftragte(n) zu verfügen, ist auch die Forderung nach Beachtung der datenschutzrechtlichen Bestimmungen bei der Erhebung von patientenbezogenen Daten zur Qualitätsmessung (gemäß § 113, Abs. 1a, SDGB XI) nur eingeschränkt realisiert, wenngleich 91 Prozent angaben, über Datenschutzregelungen zu verfügen.

8. *In welchen Bereichen des einrichtungsbezogenen Qualitätsmanagements haben die an der Befragung teilnehmenden Institutionen aus der Schweiz die expliziten nationalen und kantonalen Vorgaben erfüllt, bei welchen Aspekten bleiben sie hinter den Anforderungen zurück?*

Vollständig durchgesetzt zeigte sich auf Schweizer Seite die Implementierung eines Fort- und Weiterbildungsregimes, wie im Richtlinienkatalog der Kantone Basel-Stadt, Basel-Landschaft und Solothurn gefordert. Bei den anderen Aspekten des Richtlinienkatalogs zeigt sich jedoch Optimierungspotential, da die Vorgaben nicht vollständig umgesetzt sind: So wurde eine systematische Pflegedokumentation („Sicherung der Dokumentationsqualität") von 90 Prozent der Einrichtungen rückgemeldet, während konzeptionelle Vorstellungen bei 82 Prozent und eine systematische Selbstkontrolle („Maßnahmen zur Bewertung von Qualität") bei 79 Prozent bestanden. Auch bei den kantonalen Vorgaben bleiben die Pflegeinrichtungen hinter den Anforderungen zurück, da ein angemessenes internes QM-System nur bei 85 Prozent Bestand hatte, und sich regelmäßige Qualitätskommissionen lediglich bei 63 Prozent der antwortenden Einrichtungen trafen.

9. *Inwiefern lassen sich die Unterschiede in der Schwerpunktsetzung durch unterschiedliche Vorgaben der Pflegequalitätssysteme erklären? In welchen QM-Segmenten leisten die Institutionen im grenzüberschreitenden Vergleich mehr als von den jeweiligen Pflegequalitätssystemen gefordert?*

Die identifizierten Unterschiede (vgl. Forschungsfrage 7 und 8) lassen sich in deutlicher Weise auf unterschiedliche Vorgaben in den Pflegequalitätssystemen zurückführen. So fanden sich Expertenstandards vollständig in Deutschland, aber nur zu 69 Prozent in den Kantonen Basel-Stadt und Basel-Landschaft umgesetzt, da in Deutschland, nicht aber auf Schweizer Seite explizite Vorgaben zur Einführung und Beteiligung an der Entwicklung von Expertenstandards bestehen. Auch die deutlichen Unterschiede bei der externen Qualitätssicherung, die in Deutschland fast vollständig umgesetzt war, lassen sich mit der expliziten Forderung in SGB XI in Einklang bringen. Auf Schweizer Seite resultieren u.a. die (im Vergleich zu den Pflegeeinrichtungen im Landkreis Lörrach) häufiger realisierten Aspekte „Durchführung von QM-Verbesserungsprojekten" und „Einbeziehung konzeptioneller Vorstellungen" aus entsprechenden rechtlichen Vorgaben.

10. *In welchen Bereichen der Qualitätsdarlegung könnten beide Systeme durch eine vertiefte grenzüberschreitende Zusammenarbeit von den Erfahrungen des Anderen profitieren, wo bestehen möglicherweise systembedingte Hürden durch ungleiche Vorgaben und Rahmenbedingungen?*

Bei Forcierung einer grenzüberschreitenden Zusammenarbeit in der Langzeitpflege (z.B. zur Schaffung einer gemeinsamen Pflegeregion, um die demographischen Herausforderungen abzufedern), könnten bei der inhaltlichen Strukturierung des einrichtungsbezogenen QM beide Systeme voneinander lernen: So könnte das umfangreiche Wissen, das im Rahmen der Entwicklung von Expertenstandards gesammelt wurde, auch den Schweizer Institutionen zur Verfügung gestellt werden, die dafür im Austausch bei der Implementierung von (RAI-gestützten) Pflegeindikatoren in Deutschland Unterstützung leisten könnten. Eine Zusammenarbeit ist ferner im Bereich des Fort- und Weiterbildungsregimes denkbar, da hier durch die Implementierung von gemeinsamen Angeboten Ressourcen eingespart werden könnten. Hürden bestanden bisher vor allem in ungleichen Vorgaben zur Beurteilung von Pflegebedürftigkeit (Pflegegrade in der Schweiz vs. Pflegestufen in Deutschland), in bürokratischen Restriktionen (u.a. Unflexibilität bei der gegenseitigen Anerkennung von Berufsqualifikationen und Ausbildungsabschlüssen), sowie in der ungleichen Entlohnung.

11. *In welchen Bereichen des internen Qualitätsmanagements zeigen sich zwischen deutschen und schweizerischen Institutionen Gemeinsamkeiten, wo können wesentliche Unterschiede identifiziert werden?*

In beiden Pflegesystemen wird der Qualität und der Überprüfung derselben ein hoher Stellenwert eingeräumt, allerdings zeigen sich bei Einzelaspekten des einrichtungsbezogenen Qualitätsmanagements unterschiedliche Konnotationen und Schwerpunktsetzungen. Gemeinsamkeiten (im Sinne einer ähnlich hohen Rückmeldungsquote) zeigen sich bei der Einrichtung eines internes QM, der Einhaltung von Hygienerichtlinien, der Implementierung von Ablaufbeschreibungen, der Durchführung von Komplikationsbesprechungen, bei der Patienten-Orientierung und bei der Entwicklung eines Weiterbildungsregimes. Bei anderen Aspekten zeigten sich hinge-

gen Unterschiede: So waren in den deutschen Pflege-Einrichtungen auch Expertenstandards, Teambesprechungen, Qualitätszirkel, Aspekte des Risikomanagements,
die externe Qualitätsüberprüfung sowie die Veröffentlichung der Ergebnisse von hoher Relevanz. In den Kantonen Basel-Stadt und Basel-Landschaft waren hingegen
integrierte QM-Prozesse, die Entwicklung von Maßnahmen zur QM-Bewertung, die
Durchführung von QM-Verbesserungsprojekten, Fallsupervisionen und die Einbeziehung konzeptioneller Vorstellungen bedeutsam, die sich in den deutschen Einrichtungen deutlicher seltener fanden. Die deutschen Einrichtungen waren also stärker
bemüht, einzelne Pflegeprozesse in Hinblick auf eine kontinuierliche Verbesserung
zu dokumentieren (mittels PDCA-Zyklus), die betriebsinterne Sicherheit zu fördern
und bei der Weiterentwicklung der Qualität insbesondere die Pflegenden selbst mit-
einzubeziehen, während die Schweitzer Einrichtungen die Pflegeprozesse eher theo-
retischen Konzepten unterordneten und bei der Qualitätsentwicklung der Hinzuzie-
hung von externen Fachkräften vertrauten.

12. Wie wird Qualität jeweils bewertet und wie unterscheidet sich die Bewertung?

Beim internen Qualitätsmanagement zeigen sich bei einigen Aspekten Differenzen
zwischen den beiden Pflegesystemen, die darauf hindeuten, dass Unterschiede bezüglich der Art und Weise, wie Pflegequalität gemessen werden soll und welche Aspekte für die Pflegequalität als Ganzes von Relevanz sind, bestehen. Im deutschen
Pflegesystem soll die Qualität durch die Nutzung und Entwicklung von Expertenstandards garantiert bzw. erhöht werden, die Pflegequalität dementsprechend also dann
als hoch bewertet werden würde, wenn die Expertstandards auf hohem Niveau
umgesetzt sind. Auf Schweizer Seite sind hingegen die Pflegeindikatoren des RAI-
Systems bedeutsam, weswegen die Bewertung der Pflegequalität hier abhängig vom
Grad der Umsetzung selbiger ist. Auch im Bereich der Weiterentwicklung des internen QM zeigen sich Unterschiede, da auf deutscher Seite eher auf Qualitätszirkel zurückgegriffen wird, während in den Kantonen Basel-Stadt und Basel-Landschaft insbesondere Supervisionen bedeutsam erscheinen. Diese Unterschiede weisen auf
systemimmanente Differenzen in der zugrundeliegenden Bewertungsstruktur und -
kultur hin, die bei vertiefter grenzüberschreitender Zusammenarbeit Berücksichtigung
finden müsste.

6.2.3 Übergeordnete Forschungsfrage

Wie gestaltet sich das einrichtungsbezogene Qualitätsmanagement in ambulanten und stationären Pflegeinstitutionen in der deutsch-schweizerischen Grenzregion (Lörrach-Basel) im Kontext der unterschiedlichen zugrundeliegenden Pflege(qualitäts)systeme?

Das einrichtungsbezogene Qualitätsmanagement gestaltet sich in beiden Pflegesystemen entsprechend der jeweiligen Vorgaben der zugrundeliegenden Pflegequalitätssysteme, weswegen unterschiedliche Schwerpunktsetzungen erkennbar sind. Die sozialrechtlichen Vorgaben in den Kantonen Basel-Stadt und Basel-Landschaft verpflichten die Einrichtungen zur Nutzung der RAI-Qualitätsindikatoren und zur Implementierung eines Fort- und Weiterbildungsregimes, weswegen beide Aspekte häufiger von Schweizer Einrichtungen rückgemeldet wurden. Kennzeichnend für das deutsche Pflegequalitätssystem ist u.a. die Verpflichtung, sich an der Entwicklung von Expertenstandards zu beteiligen, sich einer externen Qualitätssicherung zu unterziehen und die Ergebnisse transparent darzulegen, weswegen bei diesen drei Aspekten eine deutlich höhere Zustimmung auf deutscher Seite bestand. In beiden Systemen besteht die Vorgabe zur Implementierung eines internen QM-Systems und einer zielführenden Pflegedokumentation. Da vielfältige Instrumente zur Erfüllung zur Verfügung stehen, zeigten sich unterschiedliche Nuancierungen bei Fokussierung der Einzelaspekte des einrichtungsbezogenen Qualitätsmanagements, die zum Teil auch auf unterschiedlichen Betriebs- und Arbeitsplatzkulturen rekurrierten: So waren in den Schweizer Institutionen zur Sicherung der Pflegequalität vor allem auch Supervisionen, Qualitätsverbesserungsprojekte und der Rückgriff auf konzeptionelle Vorstellungen verbreitet, während die deutschen Einrichtungen häufiger Qualitätszirkel, Teambesprechungen und die systematische Dokumentation der Pflegeprozesse anhand des PDCA-Zyklus rückmeldeten.

6.3 Limitationen

Trotz umfassender Ergebnisse bestehen in vorliegender Arbeit einige Limitationen, welche die Generalisierbarkeit der Ergebnisse einschränken. Beide Pflegeregionen unterschieden sich hinsichtlich der Pflegequote deutlich von den Verhältnissen der jeweiligen Staaten, denen sie zugehörig sind: So verfügt der Landkreis Lörrach im Vergleich zu anderen Landkreisen in Deutschland über eine geringe Pflegequote, während der Anteil der Pflegebedürftigen an der Gesamtbevölkerung in den Kantonen Basel-Stadt und Basel-Landschaft im gesamtschweizer Vergleich eher als hoch einzuschätzen ist. Es bleibt also fraglich, in welchem Ausmaß die Ergebnisse zum einrichtungsbezogenen Qualitätsmanagement in beiden Pflegeregionen zum Vergleich der Pflegequalität zwischen Deutschland und der Schweiz als Ganzes herangezogen werden können. Insbesondere in der Schweiz ist die Übertragbarkeit von Ergebnissen aus einzelnen Kantonen auf den Bund erschwert, da hier (anders als in

Deutschland) kaum explizite Vorgaben zur Qualitätsdarlegung auf Bundesebene bestehen, die hier größtenteils auf kantonaler Ebene ausgehandelt werden.

Festgehalten werden muss ferner, dass die Repräsentativität auch dadurch eingeschränkt ist, dass das Studienkollektiv bezüglich der Stadt-Land-Verteilung und dem Verhältnis ambulant zu stationär nicht vollständig der Grundgesamtheit entsprach. Vor allem, weil die ambulanten Institutionen über eine zumeist geringere Ressourcenausstattung zur Durchführung von QM-Maßnahmen verfügen und die Vorgaben der Normengeber zwischen ambulanten und stationären Einrichtungen teilweise differieren, sind in der Ergebnisdarstellung möglicherweise Verzerrungen enthalten. Offen bleibt ferner, inwiefern sich die Institutionen des Studienkollektivs von denjenigen der Grundgesamtheit hinsichtlich der inhaltlichen Umsetzung der QM-Vorgaben unterschieden. Es kann vermutet werden, dass insbesondere die Einrichtungen die Fragebögen beantworteten, bei denen die Qualitätsdarlegung (aus Eigenperspektive) auf hohem Niveau umgesetzt wurde, während Institutionen mit defizitärem Qualitätsmanagement eher nicht zur Rücksendung der Fragebögen bereit waren, woraus ebenfalls Verzerrungen resultieren könnten.

Limitierend wirkte weiterhin das Setting, in welchem die Fragebögen ausgefüllt wurden. Die Befragung war als Selbstauskunft konzipiert, weswegen keine Aussage dazu möglich ist, *wer* wo jeweils mit der Beantwortung der Fragebögen betraut war und Unterschiede im Antwortverhalten in Relation zur beruflichen Stellung (Vorstand, QM-Beauftragte, Pflegekraft, Pflegedienstleitung, Verwaltungskraft etc.) und zur Dauer des Beschäftigungsverhältnisses in der Institution erwartet werden können.

Schließlich kann auch hier zumindest in geringem Ausmaß mit dem Phänomen des „sozial erwünschten Antwortverhaltens" ausgegangen werden, bei dem Verzerrungen dadurch entstehen, dass Befragte eher Antworten geben, von denen sie glauben, sie träfen stärker auf soziale Zustimmung als die wahre Antwort, bei der sie soziale Ablehnung befürchten (Esser, 1986). Dieser Bias zeigte sich möglicherweise sowohl bei den deutschen Pflegeinstitutionen (die ihre Fragebögen direkt an das Department für Frauengesundheit des Universitätsklinikums Tübingen zurücksendeten, aber vielleicht nicht immer davon überzeugt waren, dass eine vollständige Anonymisierung stattfindet), als auch bei den Schweizer Einrichtungen (welche ihre Bögen direkt an die Gesundheitsdepartments übersendeten und damit an diejenigen Institutionen, die mit der Qualitätsüberprüfung der Pflegeeinrichtungen betraut sind).

6.4 Pflegequalität im Systemkontext

Die unterschiedlichen Schwerpunktsetzungen beim einrichtungsbezogenen Qualitätsmanagement sind eingebettet in die unterschiedlichen Vorgaben, die in Deutschland auf nationaler Ebene und in der Schweiz insbesondere auf kantonaler Ebene bestehen. Diese Vorgaben zum Qualitätsmanagement und zur Qualitätssicherung sind beeinflusst von den jeweiligen Systemen der sozialen Sicherung, in welche die Absicherung gegen das Risiko der Pflegebedürftigkeit erst inmitten der 1990er Jahre als separater Zweig aufgenommen wurde: In Deutschland wurde eine soziale Pflegeversicherung implementiert, die jedoch anders als die Krankenversicherung nicht als Vollversicherung konzipiert ist, sondern nur Pflegeleistungen bis zu einer gesetzlich festgelegten Höhe übernimmt, womit die Pflegesicherung eigentlich nicht der Typisierung des deutschen Sozialversicherungssystems als konservativer Wohlfahrtstaat entspricht, wohl aber – aufgrund der Finanzierung über Beiträge – der Systematik eines Bismarck-Staates folgt (Nagel, 2007; Bundesministerium für Gesundheit, 2016; Gerlinger und Röber, 2014). Die Schweiz entwickelte ein komplexes Finanzierungssystem ohne Herausbildung eines separaten Zweigs der Sozialversicherung, bei welcher ein Großteil der durch Pflegemaßnahmen entstehenden Kosten von den Krankenkassen, den Gemeinden und der AHV getragen wird. Anders als in Deutschland wurde hier kein monetär definiertes Leistungsniveau festgelegt (wenngleich auch hier die Notwendigkeit an privat zu tragenden Zuzahlungen besteht), dennoch bestehen beidseitig der Grenze Vorgaben, welche konkreten Leistungen bei entsprechender Indikation in Anspruch genommen werden können.

Aufgabe des Qualitätsmanagements ist es vor diesem Hintergrund, die *Zielerreichung* einer zuvor definierten *Qualität* zu überprüfen, die in deutlicher Weise jedoch nicht nur von den *Erwartungen* der Pflegebedürftigen abhängt, da (wie im einleitenden Kapitel dargelegt), der Begriff der Pflegequalität in gesellschaftlichen Diskursen nicht nur beständig neu reproduziert, sondern auch von den Leistungserbringern und insbesondere den Kostenträgern bestimmt wird: *„Die Qualität einer Organisation oder Einrichtung hängt davon ab, inwieweit die Wünsche und Bedürfnisse der KundInnen einerseits und die strukturellen und prozesshaften Rahmenbedingungen der Leistungserbringung durch die MitarbeiterInnen andererseits gleichermaßen berücksichtigt werden"* (Luger, 2014). Wesentlich für die Festlegung der *Pflegequalität* sind also das umgebende Pflegesystem bzw. die Vorgaben des Systems der sozialen Sicherung, womit der Qualitätsüberprüfung die zentrale Funktion zukommt, zu eruieren, ob mittels der Vorgaben des Systems eine *angemessene* Versorgungsqualität in der Langzeitpflege generiert werden kann, eingedenk der Festlegung, dass die Leistungen in beiden Systemen den Kriterien der Wirksamkeit, Zweckmäßigkeit und Wirtschaftlichkeit genügen müssen. Wie Schrappe betont (2004), kann als Kernfunktion des QM im Gesundheitswesen im Allgemeinen und in der Langzeitpflege im Besonderen insgesamt die Aufrechterhaltung und Verbesserung der Versorgungsqualität benannt werden, da durch *„die Betonung der Qualitätssicherung und des Qualitätsmanagement* [...] *vermeintlich qualitätsverschlechternden Auswirkungen der wichtigsten Reformprojekte der aktuellen Gesundheitspolitik entgegengewirkt werden"* soll. Die Qualitätsdarlegung in der Langzeitpflege dient also auch der Effizienzüberprüfung der pflegepolitischen Maßnahmen.

Vor diesem Hintergrund fand die Befragung zum einrichtungsbezogenen Qualitätsmanagement im Landkreis Lörrach und den Kantonen Basel-Stadt und Basel-Landschaft statt, die damit zur Transparenz und zur Vertrauensbildung im Kontext der Entwicklung hin zu einer patientenzentrierten Individualisierung der Versorgung beitragen kann. Die Befragung ergab, dass in den Pflegeinstitutionen beider Pflegeregionen der Qualität eine große Bedeutung zugebilligt wird, aufgrund der unterschiedlichen Vorgaben unterschiedliche Schwerpunktsetzungen bestehen, in manchen Bereichen die Zielvorgabe jedoch verfehlt wird: So hatten beidseitig der Grenze trotz expliziter Vorgaben in beiden Systemen nicht alle Institutionen ein internes Qualitätsmanagement umgesetzt, das jedoch bedeutend für die strukturierte Umsetzung sämtlicher Qualitätsmaßnahmen ist. Wenn eine angemessene Versorgungsqualität in der Langzeitpflege immer dann postuliert wird, wenn eine vollständige Zielerreichung im Rahmen der Qualitätsüberprüfung festgestellt werden kann, müsste die Pflegequalität in beiden Pflegeregionen zum Zeitpunkt der Befragung als nicht den Vorgaben entsprechend bezeichnet werden, woraus sich freilich keine Aussagen für einzelne Institutionen ableiten lassen.

Offen bleibt, welche Gründe dafür ursächlich sind, also ob die Vorgaben des Systems nicht explizit genug sind bzw. nicht sorgsam genug überprüft bzw. bei Nichteinhaltung sanktioniert werden. Auf Schweizer Seite müsste den rechtlichen Vorgaben entsprechend den Einrichtungen ohne internes QM eigentlich die Betriebsbewilligung entzogen werden, da entsprechend § 50, GesG nur diejenigen Einrichtungen zur Langzeitpflege berechtigt sind, die u.a. das Vorliegen eines angemessenen Qualitätssicherungssystems nachweisen können.

Eine mögliche Ursache könnte im Personalnotstand in der Langzeitpflege verortet werden: Dieser zeigt sich sowohl in Deutschland (Afentakis, Maier, 2010; Bundesministerium für Wirtschaft und Technologie, 2012), als auch in der Schweiz (Rüegger, 2010). Besonders stark ausgeprägt ist der Personalmangel offenbar im Landkreis Lörrach durch die Grenznähe und dem damit verbundenen Grenzgänger-Status vieler in Deutschland lebender Pflegekräfte (Simoes et al. 2016a; Simoes et al. 2016b). Auf Ebene der Europäischen Union wird daher empfohlen, den Personalnotstand durch Forcierung einer gezielten Migrationspolitik abzufedern (Lamura et al. 2014). Wenn die unzureichende Zielerreichung systemisch determiniert ist, muss zumindest auf deutscher Seite auch auf die in Kapitel 2.4.1.3 dargelegte *unterdurchschnittliche* Finanzierung der Langzeitpflege im OECD-Vergleich verwiesen werden.

Bei Erhöhung des Anteils des BIP, der für Maßnahmen der Langzeitpflege ausgegeben wird, könnte eine bessere Ressourcenausstattung der Pflegeinstitutionen erreicht werden, woraus ggf. eine höhere Zielerreichung bei der Qualitätsüberprüfung resultiert. Dafür müsste jedoch entweder die Beitragshöhe angehoben oder steuerliche Zuschüsse gewährt werden, wobei letzteres die in Kapitel 2.4.1 beschriebene Typisierung als Bismarck-Absicherungssystem verwässern würde, was wiederum den (Qualitäts-)Vergleich mit anderen Staaten, bei denen die Langzeitpflege in das Sozialversicherungssystem integriert wurde (z.B. Luxemburg), erschwert.

6.5 Pflegebedürftigkeitsbegriff und Einstufung

Zum Zeitpunkt der Datenerhebung war der Qualitätsvergleich durch Unterschiede in der zugrundeliegenden Definition der Pflegebedürftigkeit sowie der Pflegebegutachtung und -einstufung (und somit durch Systemunterschiede) erschwert, da in Deutschland ein dreistufiges (bzw. vierstufiges unter Berücksichtigung von Stufe 0) Pflegesystem bestand, bei dem der Pflegebedarf in Minuten kalkuliert wurde, während in der Schweiz die Einteilung anhand von drei Schweregraden der Hilflosigkeit durch Feststellung der Anzahl derjenigen Lebensverrichtungen mit dauerhaft bestehendem Hilfsbedarf bestimmt wurde. Im Rahmen des Pflegestärkungsgesetzes II wurden zum 1. Januar 2017 jedoch weitreichende Änderungen in der Pflegeversicherung eingeführt, da in Deutschland u.a. ein neuer Pflegebedürftigkeitsbegriff und ein neues Begutachtungsverfahren implementiert wurden. Als pflegebedürftig gelten jetzt Personen, *„die gesundheitlich bedingte Beeinträchtigungen der Selbständigkeit oder der Fähigkeiten aufweisen und deshalb der Hilfe durch andere bedürfen. Es muss sich um Personen handeln, die körperliche, kognitive oder psychische Beeinträchtigungen oder gesundheitlich bedingte Belastungen oder Anforderungen nicht selbständig kompensieren oder bewältigen können. Die Pflegebedürftigkeit muss auf Dauer, voraussichtlich für mindestens sechs Monate, und mit mindestens der in § 15 festgelegten Schwere bestehen"* (Bundesministerium der Justiz und für Verbraucherschutz, 2016e). Anders als bisher soll das Ausmaß der Pflegebedürftigkeit nicht mehr am zeitlichen Pflegeaufwand, sondern am Grad der Selbstständigkeit festgemacht werden. Die Fähigkeiten der Patientinnen und Patienten werden dabei umfassend in den Lebensbereichen Mobilität, kognitive und kommunikative Fähigkeiten, Verhaltensweisen und psychische Problemlagen, Selbstversorgung, Umgang mit krankheitsbedingten Anforderungen und Belastungen, Gestaltung des Alltagslebens und soziale Kontakte begutachtet, womit insbesondere dementiell erkrankte Personen ohne direkte physische Beeinträchtigungen eingestuft werden können, die bisher kaum Berücksichtigung fanden (MDS, 2016). Unterschieden werden sollen dabei fünf Pflegegrade, wie in § 17a, SGB XI festgelegt: geringe (Grad 1), erhebliche (Grad 2), schwere (Grad 3), schwerste (Grad 4) und schwerste Beeinträchtigung der Selbständigkeit mit besonderen Anforderungen an die pflegerische Versorgung (Grad 5). Tabelle 7 zeigt die vorläufig vereinbarten Pflegesätze der fünf Pflegegrade, die wieder nach Art der Pflege (familiäre, ambulante und stationäre Pflege) differenziert werden.

Tabelle 7: Leistungen der sozialen Pflegeversicherung ab 2017
(Vdek, 2016)

	Häusliche Pflege - Pflegegeld	Häusliche Pflege - Pflegesachleistung	Leistungen zur vollstationären Pflege
Pflegegrad 1	-	-	125 Euro
Pflegegrad 2	316 Euro	689 Euro	770 Euro
Pflegegrad 3	545 Euro	1.298 Euro	1.262 Euro
Pflegegrad 4	728 Euro	1.612 Euro	1.775 Euro
Pflegegrad 5	901 Euro	1.995 Euro	2.005 Euro

Die Umstellung auf Pflegegrade lässt eine differenziertere Einschätzung des Pflegebedarfs erwarten, da bei der Einschätzung mehr Aspekte als bisher berücksichtigt werden. Die genaue Einstufung wird wie bisher durch den Medizinischen Dienst der Krankenversicherung vorgenommen (Techniker Krankenkasse, 2016; Nagel, 2007). Beim direkten Vergleich ist ersichtlich, dass zwischen alter und neuer Systematik nur sehr geringe Unterschiede bezüglich des Leistungsniveaus bestehen: Der Leistungsumfang orientiert sich im Wesentlichen an den bisherigen Sätzen, lediglich bei der familiären Pflege wurde ein höherer Pflegesatz für Schwerstpflegebedürftige festgelegt. Die Pflegeversicherung ist also auch weiterhin nicht als Vollversicherung konzipiert, allerdings steigt der Anteil an Personen, die Leistungen aus selbiger beziehen können. Damit dürfte sich der Anteil an Pflegebedürftigen gemäß SGB XI in Deutschland im Jahre 2017 erhöhen, was unterstreicht, wie stark definitorische Unterschiede der zugrundeliegenden Pflege(qualitäts)systeme beim länderübergreifenden Vergleich Berücksichtigung finden müssen.

Aus der Neufassung des Pflegebedürftigkeits-Begriffs ergeben sich voraussichtlich deutliche Implikationen für das einrichtungsbezogene Qualitätsmanagement, da die Selbstverwaltungspartner dazu aufgerufen sind, ein neues wissenschaftlich fundiertes Verfahren zur Messung und Darstellung von Qualität unter maßgeblicher Berücksichtigung der Ergebnisqualität zu implementieren (Bundesministerium für Gesundheit, 2016). Insbesondere, weil sich das Ausmaß der Pflegebedürftigkeit nunmehr am Grad der Selbstständigkeit misst, wird sich der Präventionsgedanke (hier verstanden als Förderung der noch vorhandenen Fähigkeiten bzw. dem Herauszögern des weiteren Kompetenzabbaus) auch in der Qualitätsdarlegung niederschlagen müssen, also insbesondere, inwiefern entsprechende Maßnahmen im Pflegealltag Berücksichtigung finden. Das neue Begutachtungsassessment und der neue Pflegebedürftigkeitsbegriff sind damit *„zugleich pflegefachliche Grundlage für die geplanten Verbesserungen im Bereich der Qualitätssicherung und Qualitätsberichterstattung und für* *die vorgesehene Stärkung der Effizienz der Pflegedokumentation"* (Bundesministerium für Gesundheit, 2016b). Aufgrund der Änderungen der Vorgaben die Qualitätsmessung und - darlegung betreffend ist von einer Weiterentwicklung des einrichtungsbezogenen Qualitäts- managements auszugehen, was die Wiederholung der hier durchgeführten Untersuchung in einigen Jahren vermutlich notwendig machen wird.

6.6 Pflegeindikatoren und -dimensionen

Wie bereits dargelegt, wird die strikte Begrenzung auf die Donabedian'sche Trias in der Langzeitpflege kritisiert und wurde auch von Donabedian selbst als zu eindimensional be- zeichnet, auch weil die Ergebnis- oder Versorgungsqualität nur unzureichend als eigenes Segment repräsentiert wird. In der Befragung zum einrichtungsbezogenen Qualitätsma- nagement wurden ausschließlich Aspekte der Struktur- und Prozessqualität abgefragt, die zwar in die Ergebnisqualität teilweise, jedoch nicht vollständig eingehen. Explizite Fragen zur Ergebnisqualität, welche insbesondere die Resultate von Patienten- Zufriedenheitsbefragungen mit Fokussierung der gesundheitsbezogenen Lebensqualität, die Zielerreichung bei einzelnen pflegebezogenen Maßnahmen oder bei den Pflegeindikatoren beinhaltet hätten, ließen sich im angedachten grenzüberschreitenden Befragungssetting nicht realisieren, zumal entsprechende Informationen über die jeweils gesetzlich vorge- schriebene Dokumentationspflicht hinausgegangen wären. Dennoch lassen sich begrenze Rückschlüsse auf die mehrdimensionale *Pflegequalität* ableiten, da sich aus der Zielerrei- chung bei der Implementierung eines internen QM Konsequenzen für die Ergebnisqualität ergeben. So ist das Risiko von Defiziten im Pflegeablauf und damit von einer mängelbehafte- ten Pflegequalität erhöht, wenn keine Maßnahmen unternommen wurden, die Qualitätsas- pekte in strukturierter Weise zu evaluieren. Der Anteil der Pflegeinstitutionen ohne internes QM betrug in den beiden Schweizer Kantonen 15 Prozent und im Landkreis Lörrach sogar 19 Prozent. Während auf Schweizer Seite immerhin 79 Prozent bestätigten, Maßnahmen zur Bewertung von Qualität durchzuführen und 90 Prozent angaben, Qualitätsprojekte zu entwi- ckeln, war der Anteil in Deutschland mit 29 Prozent bzw. 59 Prozent deutlich geringer, was die Anzahl derjenigen Institutionen mit funktionierendem internen QM-System hier – streng betrachtet – noch weiter begrenzt, heißt es in § 113, Abs. 1, SGB XI doch, dass die ambu- lanten und stationären Einrichtungen zur *„Entwicklung eines einrichtungsinternen Qualitäts- managements* [angehalten werden sollen], *das auf eine stetige Sicherung und Weiterent- wicklung der Pflegequalität ausgerichtet ist"* (Bundesministerium der Justiz und für Ver- braucherschutz, 2016e). Auch in den Einrichtungen ohne internes Qualitätsmanagement werden jedoch QM-Maßnahmen ergriffen, weswegen die Bedeutung der Verneinung der Frage, ob ein internes QM implementiert wurde, auch nicht überschätzt werden darf. Be- deutsam für die Pflegequalität ist die hohe Bedeutung, die der Hygiene im Pflegealltag zugebilligt wird, da die Frage nach einem verbindlichen Hygieneplan in beiden Pflegeregionen fast vollständige Zustimmung erfuhr. Ebenso die Implementierung von Patienten-Informationen oder von Fort- und Weiterbildungsregimen, die sich beidseitig der Grenze ebenfalls beinah vollständig realisiert zeigten. Verbesserungspotential bestand wiederum bei der Pflegedokumentation, der teilweise noch zu geringe Bedeutung beigemessen wird.

Weitere Rückschlüsse auf die Ergebnisqualität lassen sich weiterhin aus den Fragen nach Qualitätsindikatoren und Expertenstandards schließen. Die 22 Pflegeindikatoren des RAI-Systems sind in allen Einrichtungen der beiden Schweizer Kantone von hoher Relevanz, wie gleich in der Beantwortung zu mehreren Fragen ersichtlich war, da verschiedene Indikatoren u.a. sowohl im Bereich der Qualitätspolitik, als auch bei den angebotenen Fortbildungen und Qualitätsverbesserungsprojekten genannt wurden. Auf deutscher Seite fanden sich *alle* sieben zum damaligen Zeitpunkt verpflichtenden Expertenstandards in allen Pflegeeinrichtungen des Landkreises Lörrach umgesetzt. Beides verweist darauf, dass bei den von den Pflegeindikatoren und den Expertenstandards umrissenen pflegebezogenen Aspekten eine hohe fachliche Expertise vorherrschend ist, die direkt den Pflegebedürftigen zu Gute kommen dürfte und damit die Versorgungsoutcomes, also die Ergebnisqualität maßgeblich beeinflusst.

Positiv ist ferner, dass die Einrichtungen in beiden Pflegequalitätssystemen zumindest teilweise dynamisch auf demographische Herausforderungen reagierten: So fand sich in beiden Pflegeregionen am häufigsten der Schwerpunkt Demenz realisiert (in der Schweiz freilich häufiger als in Deutschland), was wohl aus der steigenden Nachfrage nach entsprechenden Angeboten aufgrund demographiebedingtem Prävalenzanstieg der Erkrankung resultiert.

6.7 Qualitätsbegriff und -darstellung

Wie eingangs dargestellt, fand der Qualitätsbegriff erst spät Eingang in die Langzeitpflege. Damit konnte nun auch erhoben werden, ob die vorab festgelegten Ziele zur Versorgung von Pflegebedürftigen erreicht wurden: Konkret bezeichnet die Pflegequalität den *„Grad des erreichten Erfolgs in der Pflege, der mit verantwortlichem Gebrauch von Mitteln und Leistungen erreicht wird"* (Herold, 2001), bzw. *„das Maß der Übereinstimmung tatsächlicher Pflege mit festgelegten Kriterien anspruchsvoller Pflege"* (Bundesministerium für Familie, Senioren, Frauen und Jugend, 2006). Pflegequalität ist dementsprechend dann vorliegend, wenn die im Rahmen des QM-Prozesses definierten Ziele erreicht wurden. In vorliegender Arbeit hätte den beiden Pflegeregionen also dann eine bestmögliche Pflegequalität attestiert werden können, wenn sämtliche Maßnahmen der Struktur- und Prozessqualität erfüllt gewesen wären. Damit fungiert der Qualitätsbegriff jedoch letztlich nur als sozialrechtlicher Terminus zur Überprüfung der Angemessenheit der Vorgaben. Es bleibt fraglich, ob bei identifizierter *Qua-*

lität aufgrund *„der Übereinstimmung tatsächlicher Pflege mit festgelegten Kriterien anspruchsvoller Pflege"* auch zugleich von *guter Pflege* gesprochen werden kann. Dies ist insbesondere vor dem Hintergrund bedeutsam, da die Ergebnisqualität zumeist kaum Eingang in die Qualitätsuntersuchungen findet, obwohl sogar der Medizinischer Dienst der Spitzenverbände der Krankenkassen e.V. (MDS) „gute Pflege" mit den Termini „Menschenwürde" und „Lebensqualität" in Verbindung bringt: *„Pflege und Betreuungsleistungen pflegebedürftiger und alter Menschen müssen in einer Qualität erbracht werden, die die Menschenwürde sicherstellt und ein höchstmögliches Maß an Lebensqualität erhält"* (MDS, 2005).

Wenn der Begriff der Qualität also vor allem den Grad der Zielerreichung beschreibt, kann es gar nicht Ziel der Qualitätsdarlegung in *professionellen* Pflegearrangements sein, *gute Pflege* zu erreichen, da viele Aspekte der Menschenwürde und Lebensqualität schon per definitionem verlorengehen, sobald *Externe* Pflegemaßnahmen übernehmen (müssen) und dabei zwangsweise die Privatsphäre des pflegebedürftigen Individuums verletzen (was sich – nota bene – im Übrigen auch dadurch manifestiert, dass Pflegebedürftige und/oder pflegende Angehörige häufig die ihnen aufgrund der medizinischen oder pflegerischen Indikation zustehende Leistungen erst sehr viel später in Anspruch nehmen, als es eigentlich möglich wäre, da sie eine Verletzung ihrer intimen Lebenswirklichkeit befürchten) (Simoes et al. 2016a; Simoes et al. 2016b). Damit muss der These von Leibold (2005) widersprochen werden, der in seiner Dissertation postulierte, dass „gute Pflege" im institutionellen Kontext erreicht werden könne, wenn die Pflegeeinrichtungen selbige als „Wertschöpfungsaufgabe" begreifen. Ziel der Qualitätsmessung kann nämlich immer nur sein, eine (aus den Umständen und Vorgaben resultierende) *bestmögliche Qualität* zu ermöglichen. Die Funktion der Qualitätsmessung darf dabei grundsätzlich nicht überschätzt werden, da eine Überschätzung das Ausbleiben wesentlicher Effekte konformieren könnte, auch, weil *gute Pflege* kaum umfassend gemessen werden kann, für die Betroffenen selbst aber von großer Bedeutung ist. Das Vorhandensein von guter Pflege in umfassender Definition kann nur individuell aus Perspektive der Betroffenen selbst, aber niemals generalisiert festgestellt werden. Bei stärkerer Einbeziehung der Ergebnisqualität und der Lebensqualität würde sich gute Pflege jedoch vermutlich besser definieren lassen.

Vor diesem Hintergrund ist es Aufgabe des sozialen Sicherungssystems unabhängig davon, ob eine separate Pflegeversicherung ausgebildet wurde (wie in Deutschland), oder nicht (wie in der Schweiz), die Pflegesituation der Betroffenen zu verbessern, einen Beitrag zur Absicherung gegen das Risiko der Pflegebedürftigkeit unter Berücksichtigung des demographischen Wandels zu leisten und pflegende Angehörige unter den Gesichtspunkten Kosten und Gerechtigkeit zu unterstützen (Nagel, 2007). Die Pflegequalität und die Messung derselben sind von Relevanz, um möglichst alle Ressourcen des Pflegesystems so effizient wie möglich einzusetzen.

Eingedenk der dargestellten Fakten wäre „gute Pflege" nur im familiären Setting möglich, da hier Privatsphäre und Intimität der Pflegebedürftigen weniger Verletzung erfahren und mehr Möglichkeiten bestehen, die Persönlichkeit des Pflegebedürftigen zu berücksichtigen. Nicht von ungefähr wird die Langzeitpflege sozialrechtlich als *gesamtgesellschaftliche Aufgabe* tituliert, wobei das deutsche Sozialrecht der familiären Pflege explizit Vorrang einräumt (§ 3, SGB XI): *„Die Pflegeversicherung soll mit ihren Leistungen vorrangig die häusliche Pflege und die Pflegebereitschaft der Angehörigen und Nachbarn unterstützen, damit die Pflegebedürftigen möglichst lange in ihrer häuslichen Umgebung bleiben können. Leistungen der teilstationären Pflege und der Kurzzeitpflege gehen den Leistungen der vollstationären Pflege vor"* (Bundesministerium der Justiz und für Verbraucherschutz, 2016a). Insbesondere aufgrund der demographischen Entwicklungen werden jedoch immer mehr Pflegebedürftige auf professionelle Pflegearrangements angewiesen sein. Die Feststellung der Pflegequalität ist dabei bedeutsam, insbesondere, da die Leistungen limitiert sind, mithilfe des internen Qualitätsmanagements und der externen Qualitätssicherung also festgehalten werden kann, ob die Ressourcen bestmöglich eingesetzt sind und ein gewisses Maß an gesamtgesellschaftlicher Definition gewahrt ist. Wie jedoch Donabedian (2001) selbst betonte, sind festgelegte Systembedingungen für die Qualität der Langzeitpflege zwar von hoher Relevanz, stellen aber nicht das alleinig determinierende Kontinuum dar, da selbige nur Prozesse ermöglichen, für den Erfolg der durchgeführten Maßnahmen aber insbesondere die ethische Dimension der beteiligen Individuen ausschlaggebend ist.

7. Schlussfolgerungen

Ziel der vorliegenden Masterarbeit war es, anhand einer empirischen Untersuchung zu analysieren, wie sich das einrichtungsbezogene Qualitätsmanagement in ambulanten und stationären Pflegeinstitutionen in der deutsch-schweizer Grenzregion (Lörrach-Basel) im Kontext der unterschiedlichen zugrundeliegenden Pflege(qualitäts)systeme gestaltet. Aufgrund der empirischen Analyse können folgende Schlussfolgerungen abgeleitet werden: Grundsätzlich kommt der Pflegequalität in beiden Pflegeregionen eine sehr hohe Relevanz zu, da vielfältige Aspekte der Struktur- und Prozessqualität auf hohem Niveau umgesetzt wurden (so z.b. bei der Einrichtung eines Fort- und Weiterbildungsregimes). Allerdings wurde die Zielerreichung in einigen Bereichen (z.B. bei der Implementierung eines internen Qualitätsmanagementsystems) nicht erfüllt, weswegen hier in beiden Pflegeregionen Optimierungsbedarf bestand. Ersichtlich waren ferner Unterschiede in der Schwerpunktsetzung, die aus unterschiedlichen Vorgaben seitens der Pflegequalitätsvorgaben der umgebenden Systeme der sozialen Sicherung rekurrierten: So soll im deutschen Pflegesystem die Qualität der Pflege vor allem durch die Entwicklung und Nutzung von Pflegestandards sichergestellt werden, während die Bewertung der Pflegequalität in den beiden Schweizer Kantonen Basel-Stadt und Basel-Landschaft insbesondere von der Umsetzung der RAI-Indikatoren abhängig ist, was in der Schweiz auf eine stärkere Fokussierung der Ergebnisqualität verweist. Die zugrundeliegenden Pflegesysteme unterschieden sich dabei hinsichtlich der Qualitätsdarlegung in deutlicher Weise und zwar sowohl hinsichtlich der geforderten Maßnahmen, als auch bezogen auf die Explizität sowie die Ebene der Normenfestlegung. Festgehalten werden muss, dass sich durch die Fokussierung auf die Struktur- und Prozessqualität nur bedingt Rückschlüsse auf die Qualität der Pflegeoutcomes ableiten lassen, weswegen der Begriff der Pflegequalität (der das Ausmaß der Zielerreichung von vorab definierten Qualitätszielen beschreibt) kaum umfassend die Mehrdimensionalität einer *guten Pflege* erfassen kann, sondern nur messbare Teilbereiche. Diese bedürfen im professionellen Setting noch genauerer Berücksichtigung, eben, weil der Langzeitpflege stets individuelle Bedürfnisse zugrunde liegen. Die Erhebung der Pflegequalität ist aber nötig, um festhalten zu können, ob die sozialrechtlichen Vorgaben zur Qualitätsverbesserung erfüllt wurden, vor dem Hintergrund, dass aufgrund des demographischen Wandels die Bedeutung der professionellen Pflege stark zunehmen wird. Um den Blick auf die *Ergebnisqualität* zu stärken, sind deutsche Pflegeeinrichtungen daher seit 01. Januar 2017 dazu verpflichtet, auch Patienten-Befragungen zur Lebensqualität durchzuführen und diese in die Qualitätsbewertung miteinfließen zu lassen. Ein funktionierendes einrichtungsbezogenes Qualitätsmanagement ist relevant, um die Pflegequalität in den einzelnen Institutionen festzuhalten – ein grenzüberschreitender Vergleich der Pflegequalitätssysteme und der jeweiligen Zielerreichung kann dabei nützlich sein, durch gegenseitiges voneinander lernen die Pflegequalität ressourcensparend im Sinne der Generierung einer *best-mögliche Qualität* zu erhöhen.

Literaturverzeichnis

Afentakis A, Maier T. Projektionen des Personalbedarfs und -angebots in Pflegeberufen bis 2025. Wirtschaft und Statistik. Statistisches Bundesamt. Wiesbaden 2010.

Albert M. Die Falsifikation statistischer Hypothesen. Journal for General Philosophy of Science 1992; 23 (1): 1-32.

Allen K, Bednárik R, Campbell L, Dieterich A, Hirsch Durrett E, et al. Governance and finance of long-term care across Europe. Overview Report. Birmingham, Vienna 2011. URL: http://www.birmingham.ac.uk/Documents/college-social-sciences/social-policy/HSMC/research/interlinks-wp6-final.pdf (Zugriff: 22.10.2016).

Altbarnmer J. Soziale Sicherungssysteme. In: Becker W, Buchstab G et al. (Hrsg.). Lexikon der Christlichen Demokratie in Deutschland. Sankt Augustin: Schöningh Verlag 2002, S. 648f.

AQUA (Institut für angewandte Qualitätsförderung und Forschung im Gesundheitswesen GmbH). Pflege: Dekubitusprophylaxe. Beschreibung der Qualitätsindikatoren für das Erfassungsjahr 2013. Stand: 06. 05. 2014. URL: https://www.sqg.de/downloads/QIDB/2013/AQUA_DEK_Indikatoren_2013.pdf (Zugriff: 06.02.2017).

Ärztliches Zentrum für Qualität in der Medizin. Qualitätskriterien und Qualitätsindikatoren. In: Ders. (Hrsg.). Kompendium Q-M-A. Qualitätsmanagement in der ambulanten Versorgung. 3. Überarbeitete und erweiterte Auflage. Köln: Deutscher Ärzte-Verlag 2009, S. 71-78.

Badura B. Evaluation und Qualitätsberichterstattung im Gesundheitswesen – was soll bewertet werden und mit welchen Maßstäben? In: Badura B, Siegrist J (Hrsg.). Evaluation im Gesundheitswesen: Ansätze und Ergebnisse. Weinheim, München: Juventa 1999, S. 15-42.

BAP (Verband gemeinnütziger Baselbieter Alters- und Pflegeheime). Qualitätskommission. Muttenz 2013. URL: http://www.bap-bl.ch/fileadmin/docs/oeffentlich/qualitaet/2013-03-11_Reglement_Q-Kommission__sig_.pdf (Zugriff: 17.11.2016).

BAP (Verband gemeinnütziger Baselbieter Alters- und Pflegeheime), VBLG (Verband Basellandschaftlicher Gemeinden), VAP (Verband der gemeinnützigen Basler Alters- und Pflegeheime), Gesundheitsdept. Kanton Basel-Stadt, Bereich Gesundheitsversorgung, Abt. Langzeitpflege, GSA Gemeinschaft Solothurnischer Alters- und Pflegeheime, Departement des Innern Kanton Solothurn, Amt für soziale Sicherheit. Grundangebot und Basisqualität in Alters- und Pflegeheimen. Ormalingen 2006. URL: http://www.site69.sitesystem.ch/files/C9D63DQ/grundangebot_und_basisqualitaet.pdf (Zugriff: 15.11.2016).

Basel-Landschaft, Landrat. Gesetz über die Betreuung und Pflege im Alter (GeBPA) vom 20.10.2005, Stand: 01.10.2014. URL: http://bl.clex.ch/frontend/versions/1476?locale=de (Zugriff: 17.11.2016).

Basel-Landschaft, Landrat. Gesundheitsgesetz (GesG) vom 21.02.2008, Stand: 01.01.2015. URL: http://bl.clex.ch/frontend/versions/1205?locale=de (Zugriff: 17.11.2016).

Basel-Landschaft, Volkswirtschafts- und Gesundheitsdirektion, Amt für Gesundheit. Finanzierung der ambulanten Pflegeleistungen (Spitex). Stand: 2016 (2016a). URL: https://www.baselland.ch/politik-und-behorden/direktionen/volkswirtschafts-und-gesundheitsdirektion/amt-fur-gesundheit/alter/pflegefinanzierung/pflegefinanzierung-dateien/2016-2-ambulante-finanzierung.pdf (Zugriff: 13.11.2016).

Basel-Landschaft, Volkswirtschafts- und Gesundheitsdirektion, Amt für Gesundheit. Aufenthaltskosten Alters- und Pflegeheim BL. Stand: 2016 (2016b). URL: https://www.baselland.ch/politik-und-behorden/direktionen/volkswirtschafts-und-gesundheitsdirektion/amt-fur-gesundheit/alter/pflegefinanzierung/pflegefinanzierung-dateien/2016-3-stationare-finanzierung-br.pdf (Zugriff: 13.11.2016).

Basel-Stadt, Gesundheitsdepartment. Pflegeheim-Rahmenvertrag für die Jahre 2012 bis 2016 vom 15.12.2011, Stand: 01.01.2016. URL: http://www.gesetzessammlung.bs.ch/frontend/versions/3563 (Zugriff: 17.11.2016).

Basel-Stadt, Großer Rat des Kantons. Gesundheitsgesetz (GesG) vom 21. September 2011, Stand: 1. Januar 2012. URL: http://www.gesetzessammlung.bs.ch/frontend/versions/1982 (Zugriff: 15.11.2016).

Basel-Stadt, Regierungsrat. Verordnung über die Fachpersonen und Betriebe im Gesundheitswesen (Bewilligungsverordnung) vom 06.12.2011, Stand: 12.05.2016. URL: http://www.gesetzessammlung.bs.ch/frontend/versions/3796 (Zugriff: 10.11.2016).

Bayer-Oglesby L, Höpflinger F. Statistische Grundlagen zur regionalen Pflegeheimplanung in der Schweiz. Methodik und kantonale Kennzahlen (Obsan Bericht 47). Neuchâtel: Schweizerisches Gesundheitsobservatorium/ Bundesamt für Statistik 2010. URL: http://www.obsan.admin.ch/sites/default/files/publications/2015/obsan_47_bericht.pdf (Zugriff: 20.10.2016).

Behnke J. Lassen sich Signifikanztests auf Vollerhebungen anwenden? Einige essayistische Anmerkungen. Politische Vierteljahresschrift 2005; 46 (1): 01-15.

Behnke J. Kausalprozesse und Identität. Über den Sinn von Signifikanztests und Konfidenzintervallen bei Vollerhebungen. Beiträge zu empirischen Methoden der Politikwissenschaft, Teilgebiet: Statistik/Wissenschaftstheorie 2007; 2 (3). URL: https://www.wiso.uni-hamburg.de/fileadmin/sowi/ak_methoden/Behnke_-_Kausalprozesse_und_Identitaet.pdf (Zugriff: 06.01.2017).

Blinkert B, Klie T. Gesellschaftlicher Wandel und demographische Veränderungen als Herausforderungen für die Sicherstellung der Versorgung von pflegebedürftigen Menschen. Sozialer Fortschritt 2004; 53 (11/12): 319-325.

Bortz J. Statistik für Sozialwissenschaftler. 4. Auflage. Berlin, Heidelberg u.a.: Springer Verlag 1993.

Bonus.ch Vergleichsportal. Das Prinzip der 3 Säulen in der Schweiz. URL: http://www.bonus.ch/Vorsorge/Vorsorge-3-Saeule-Prinzip-Grundlagen.aspx (Zugriff: 11.11.2016).

Böckmann R. Das duale Versicherungssystem – Unterschiede zwischen GKV und PKV. In: Böckmann R. Quo vadis, PKV? Eine Branche mit dem Latein am Ende? Wiesbaden: VS Verlag für Sozialwissenschaften 2011, S. 44-48.

Bose A von, Terpstra J. Madeleine Leininger und das Sunrise Modell zur transkulturellen Pflege. In: Dies. Muslimische Patienten pflegen. Praxisbuch für Betreuung und Kommunikation. Berlin, Heidelberg: Springer Medizin 2012, S. 12-16.

BpB (Bundeszentrale für politische Bildung). Die soziale Situation in Deutschland. Bevölkerungsentwicklung und Altersstruktur. Zahlen und Fakten 27.12.2015. URL: http://www.bpb.de/nachschlagen/zahlen-und-fakten/soziale-situation-in-deutschland/61541/altersstruktur (Zugriff: 30.10.2016).

Brantl D, Ehmer J, Höffe O, Lausecker W. Zum Wandel und zur Veränderbarkeit von Altersbildern. In: Ehmer J, Höffe O (Hrsg.). Bilder des Alters im Wandel. Altern in Deutschland, Bd. 1. Stuttgart: Wissenschaftliche Verlagsgesellschaft mbH 2009, S. 235-245.

Brieskorn-Zinke M. Die Rolle der Pflege in Public Health/Gesundheitsförderung – Versuch einer Systematisierung. Pflege. 2003; 16: 66-74.

Bundesamt für Gesundheit. Qualitätsstrategie des Bundes im Schweizerischen Gesundheitswesen. Stand: 10.09.2009. URL: http://www.bag.admin.ch/themen/krankenversicherung/14791/index.html?lang=de&download =NHzLpZeg7t,lnp6I0NTU042l2Z6ln1acy4Zn4Z2qZpnO2Yuq2Z6gpJCHfYJ8f2ym162epYbg2c _JjKbNoKSn6A-- (Zugriff: 11.11.2016).

Bundesamt für Sozialversicherungen und Staatssekretariat für Wirtschaft. Soziale Sicherheit in der Schweiz. Stand: Januar 2015. URL: https://www.ahv-iv.ch/Portals/0/Documents/Internationale_Broschueren/soziale_sicherheit%20-%2001-01-2015.pdf (Zugriff: 01.11.2016).

Bundesamt für Statistik. Szenarien zur Bevölkerungsentwicklung der Schweiz 2010-2060. Neuchâtel: BFS 2010.

Bundesamt für Statistik. Statistik der Hilfe und Pflege zu Hause. Ergebnisse 2011: Zahlen und Trends. Neuchâtel: BFS 2012. URL: https://www.bfs.admin.ch/bfsstatic/dam/assets/348694/master (Zugriff: 15.11.2016).

Bundesministerium der Justiz und für Verbraucherschutz. Sozialgesetzbuch (SGB) - Elftes Buch (XI) - Soziale Pflegeversicherung (Artikel 1 des Gesetzes vom 26. Mai 1994, BGBl. I S. 1014). Stand: 11.10.2016 (2016a). URL: http://www.gesetze-im-internet.de/sgb_11/BJNR101500994.html (Zugriff: 29.10.2016).

Bundesministerium der Justiz und für Verbraucherschutz. Sozialgesetzbuch (SGB) Zweites Buch (II) - Grundsicherung für Arbeitsuchende - (Artikel 1 des Gesetzes vom 24. Dezember 2003, BGBl. I S. 2954). Stand: 18.07.2016 (2016b). URL: https://www.gesetze-im-internet.de/sgb_2/BJNR295500003.html#BJNR295500003BJNG000101308 (Zugriff: 01.09.2016).

Bundesministerium der Justiz und für Verbraucherschutz. Sozialgesetzbuch (SGB) Drittes Buch (III) - Arbeitsförderung - (Artikel 1 des Gesetzes vom 24. März 1997, BGBl. I S. 594). Letzte Änderung: 18.07.2016 (2016c). URL: https://www.gesetze-im-internet.de/sgb_3/BJNR059500997.html (Zugriff: 20.07.2016).

Bundesministerium der Justiz und für Verbraucherschutz. Sozialgesetzbuch (SGB) Fünftes Buch (V) - Gesetzliche Krankenversicherung - (Artikel 1 des Gesetzes v. 20. Dezember 1988, BGBl. I S. 2477). Letzte Änderung: 31.07.2016 (2016d). URL: https://www.gesetze-im-internet.de/sgb_5/BJNR024820988.html (Zugriff: 20.10.2016).

Bundesministerium der Justiz und für Verbraucherschutz. Sozialgesetzbuch (SGB) - Elftes Buch (XI) - Soziale Pflegeversicherung (Artikel 1 des Gesetzes vom 26. Mai 1994, BGBl. I S. 1014). Stand: 23.12.2016 (2016e). URL: http://www.gesetze-im-internet.de/sgb_11/BJNR101500994.html (Zugriff: 15.01.2017).

Bundesministerium für Familie, Senioren, Frauen und Jugend. Grundlagen der Qualitätssicherung,. In: Ders.: Erster Bericht des Bmfsfj über die Situation der Heime und die Betreuung der Bewohnerinnen und Bewohner. Berlin 2006. URL: http://www.bmfsfj.de/doku/Publikationen/heimbericht/6/6-1-Grundlagen-derqualitaetssicherung/6-1-1-zu-den-begriffen-qualitaet-und-qualitaetssicherung.html (Zugriff: 15.11.2016).

Bundesministerium für Gesundheit. Pflegeversicherung, Zahlen und Fakten: Die Finanzentwicklung der sozialen Pflegeversicherung. Stand: 29.08.2016 (2016a.). URL: https://www.bundesgesundheitsministerium.de/fileadmin/Dateien/3_Downloads/Statistiken/Pflegeversicherung/Finanzentwicklung/ab1995.pdf (Zugriff: 05.01.2017).

Bundesministerium für Gesundheit. Online-Ratgeber Pflege: Die Pflegeversicherung. Stand: 08.06.2016. URL: http://www.bundesgesundheitsministerium.de/index.php?id=691 (Zugriff: 31.10.2016).

Bundesministerium für Gesundheit. Gesetzentwurf der Bundesregierung. Entwurf eines Zweiten Gesetzes zur Stärkung der pflegerischen Versorgung und zur Änderung weiterer Vorschriften (Zweites Pflegestärkungsgesetz – PSG II). 2016b. URL: https://www.bundesgesundheitsministerium.de/fileadmin/Dateien/Downloads/Gesetze_und_Verordnungen/GuV/P/Kabinetts-Entwurf_PSG-II.PDF (Zugriff: 15.01.2017).

Bundesministerium für Wirtschaft und Technologie. Chancen zur Gewinnung von Fachkräften in der Pflegewirtschaft. Kurzfassung. Paderborn: Bonifatius GmbH 2012. URL: http://www.rwi-essen.de/media/content/pages/publikationen/rwi-projektberichte/PB_Fachkraefte-Pflegewirtschaft_K.pdf (ZUgriff: 10.01.2017).

Bundesrat Schweizerische Eidgenossenschaft. Unterstützung für betreuende und pflegende Angehörige. Situationsanalyse und Handlungsbedarf für die Schweiz. Bern: 2014. URL: http://www.bag.admin.ch/themen/gesundheitspolitik/14437/index.html?lang=de&download=NHzLp-Zeg7t,lnp6I0NTU042I2Z6ln1acy4Zn4Z2qZpnO2Yuq2Z6gpJCMdYJ4g2ym162epYbg2c_JjKbNoKSn6A-- (Zugriff: 20.11.2016).

Bundesrat Schweizerische Eidgenossenschaft. Bundesverfassung der Schweizerischen Eidgenossenschaft vom 18. April 1999, Stand: 1. Januar 2016 (2016a). URL: https://www.admin.ch/opc/de/classified-compilation/19995395/201601010000/101.pdf (Zugriff: 12.11.2016).

Bundesrat Schweizerische Eidgenossenschaft. Bundesgesetz über die Krankenversicherung (KVG) vom 18. März 1994, Stand: 1. Juli 2016 (2016b). URL: https://www.admin.ch/opc/de/classified-compilation/19940073/201607010000/832.10.pdf (Zugriff: 12.11.2016).

Bundesrat Schweizerische Eidgenossenschaft. Bundesgesetz betreffend die Aufsicht über die soziale Krankenversicherung (Krankenversicherungsaufsichtsgesetz, KVAG) vom 26. September 2014, Stand: 1. Januar 2016 (2016c). URL: https://www.admin.ch/opc/de/classified-compilation/20110252/201601010000/832.12.pdf (Zugriff: 12.11.2016).

Bundesrat Schweizerische Eidgenossenschaft. Bundesgesetz über die Alters- und Hinterlassenenversicherung (AHVG) vom 20. Dezember 1946, Stand: 1. Oktober 2016 (2016d). URL: https://www.admin.ch/opc/de/classified-compilation/19460217/201610010000/831.10.pdf (Zugriff: 12.11.2016).

Bundesrat Schweizerische Eidgenossenschaft. Verordnung über die Invalidenversicherung (IVV) vom 17. Januar 1961, Stand: 1. Januar 2015 (2016e). URL: https://www.admin.ch/opc/de/classified-compilation/19610003/201501010000/831.201.pdf (Zugriff: 12.11.2016).

Bundesrat Schweizerische Eidgenossenschaft. Verordnung über die Krankenversicherung (KVV) vom 27. Juni 1995, Stand: 1. August 2016 (2016f). URL: https://www.admin.ch/opc/de/classified-compilation/19950219/201608010000/832.102.pdf (Zugriff: 15.11.2016).

Burla L, Schaffert R, Mylaeus M, Rüesch P. Entwicklung und Erprobung von Qualitätsindikatoren für die ambulante Pflege in der Schweiz. Gesundheitswesen 2010; 72 (2): 106-113.

Busse R: Europäische Gesundheitssysteme – Grundfragen und Vergleich, Die Volkswirtschaft 2006; 12: 10-13.

Busse R, Riesberg A. Gesundheitssysteme im Wandel: Deutschland, Kopenhagen: WHO Regionalbüro für Europa im Auftrag des Europäischen Observatoriums für Gesundheitssysteme und Gesundheitspolitik 2005.

Butterwege C. Wohlfahrtsstaat im Wandel. Probleme und Perspektiven der Sozialpolitik, Opladen: Leske + Budrich 1999, S. 11-22.

Clade H. Private Pflegezusatzversicherung: Erste Erfahrungen mit dem „Pflege-Bahr". Dtsch Arztebl 2014; 111(16): A-703.

Colombo F. Typology of public coverage for long-term care in OECD countries. In: Costa-Font J, Courbage C (Hrsg.). Financing long-term care in Europe. Institutions, markets and models. Hampshire: Palgrave Macmillan 2012, S. 17-40.

Colombo F, Tapay N. Private Health Insurance in OECD Countries: The Benefits and Costs for Individuals and Health Systems. OECD Health Working Papers 2004; 15. URL: http://www.oecd-ili-brary.org/docserver/download/5lgsjhvj74f5.pdf?expires=1478633982&id=id&accname=guest&checksum=B5D51A739C44F9FD77C562F84F502308 (Zugriff: 05.11.2016).

Colton D. Quality improvement in health care. Conceptual and historical foundations. Eval Health Prof 2000; 23: 7-42.

Comas-Herrera A, Wittenberg R, Pickard L. From commission to commission. Financing long-term care in England. In: Costa-Font J, Courbage C (Hrsg.). Financing long-term care in Europe. Institutions, markets and models. Hampshire: Palgrave Macmillan 2012, S. 151-169.

Costa-Font J, Courbage C. Crowding out of long-term care insurance: evidence from European expectations data. Health Econ 2015;24 (Suppl 1): 74-88.

Courbage C, Plisson M. Financing long-term care in France. In: In: Costa-Font J, Courbage C (Hrsg.). Financing long-term care in Europe. Institutions, markets and Mmodels. Hampshire: Palgrave Macmillan 2012, S. 125-150.

Damiani G, Farelli V, Anselmi A, Sicuro L, Solipaca A, Burgio A, Iezzi DF, Ricciardi W. Patterns of Long Term Care in 29 European countries: evidence from an exploratory study. BMC Health Serv Res 201;11: 316. doi: 10.1186/1472-6963-11-316.

Donabedian A. Evaluating the quality of medical care. In: Ertel PY, Aldridge G (Hrsg.). Medical peer review. Theory and practise. Saint Louis: Mosby 1977, S. 50-75.

Donabedian A. Continuity and change in the quest for quality. Clin Perform Qual Health Care 1993;1(1): 9-16.

Donabedian A. A founder of quality assessment encounters a troubled system firsthand. Interview by Fitzhugh Mullan. Health Aff (Millwood) 2001; 20(1): 137-141.

Du Prel J-B, Hommel G, Röhrig B, Blettner M. Konfidenzintervall oder p-Wert? Teil 4 der Serie zur Bewertung wissenschaftlicher Publikationen. Dtsch Arztebl 2009; 106 (19): 335-339.

Du Prel J-B, Hommel G, Röhrig B, Blettner M. Auswahl statistischer Testverfahren Teil 12 der Serie zur Bewertung wissenschaftlicher Publikationen. Dtsch Arztebl Int 2010; 107 (19): 343-348.

Eberlein-Gonska M. Was ist an Qualitätsmanagement evidenzbasiert? Reflexionen über eine scheinbar einfache Frage. Bundesgesundheitsblatt 2011; 54: 148-153.

Ehmann M. Pflegevisite in der ambulanten und stationären Altenpflege. Checklisten und Formulare für die Praxis. München: Elsevier GmbH 2005.

Eling M, Parnitzke T. Das deutsche und Schweizer Krankenversicherungssystem: Kosten, Leistungen und Anreizwirkungen aus Sicht der Versicherten. Working Paper on Risk Management and Insurance 21. Universität St. Gallen 2006. URL: http://www.ivw.unisg.ch/~/media/internet/content/dateien/instituteundcenters/ivw/wps/wp21.pdf (Zugriff: 09.11.2016).

Emrich C, Simoes E, Münnich R. Pflegende Angehörige im Spannungsfeld zwischen Berufstätigkeit, Krankheit und Armut: Welche Daten eignen sich für eine Ist- und Bedarfsanalyse? In: 10. Deutscher Kongress für Versorgungsforschung. 18. GAA-Jahrestagung. Köln, 20.-22.10.2011. Düsseldorf: German Medical Science GMS Publishing House; 2011. Doc11dkvf174. DOI: 10.3205/11dkvf17.

Engel K. Qualität in Einrichtungen der vollstationären Langzeitpflege. Eine Interventionsstudie mit dem Resident Assessment Instrument RAI 2,0. Dissertation TU Berlin. Berlin 2007. URL: https://depositonce.tu-berlin.de/bitstream/11303/1841/2/Dokument_1.pdf (Zugriff: 15.11.2016).

Ertl-Wagner B, Steinbrucker S, Wagner BC. Qualitätsmanagement & Zertifizierung. Praktische Umsetzung in Krankenhäusern, Reha-Kliniken, stationären Pflegeeinrichtungen. Berlin, Heidelberg: Springer-Verlag 2009, insbes. S. 16-28.

Esping-Andersen G. The three worlds of welfare capitalism. Cambridge: Polity 1990.

Esser H. Können Befragte lügen? Zum Konzept des „wahren Wertes" im Rahmen der handlungstheoretischen Erklärung von Situationseinflüssen bei der Befragung. Kölner Zeitschrift für Soziologie und Sozialpsychologie 1986; 38: 314-336.

Fries JF. Aging, natural death, and the compression of morbidity. N Engl J Med 1980; 303:130-135.

G-BE Bund (Gesundheitsberichterstattung des Bundes). Public Health. Definition (Stand 1999). URL: http://www.gbe-bund.de/gbe10/abrechnung.prc_abr_test_logon?p_uid=gast&p_aid=0&p_knoten=FID&p_sprache=D&p_suchstring=8662 (Zugriff: 18.10.2016).

G-BE Bund (Gesundheitsberichterstattung des Bundes). Qualitätsmanagement im Gesundheitswesen. Berlin, 2006. URL: http://www.gbe-bund.de/pdf/Kap4.3_Zusammenfassung.pdf (Zugriff am 15.11.2016).

Geissbühler J, Michaelis B: Soziales in der Schweiz. Eine praxisorientierte Darstellung mit zahlreichen Repetitionsfragen und Antworten. Zürich: Compendio Bildungsmedien AG 2012, 8. Auflage, S. 58.

Geraedts M, Harrington C, Schuhmacher D, Kraska R. Verhältnis zwischen Qualität, Preis und Profitorientierung deutscher Pflegeheime. ZEFQ 2016; 112: 3-10.

Gerlinger T. Die Funktionsweise des Gesundheitsfonds (2009-2010). Dossier Gesundheitspolitik, 18.08.2014. URL: http://www.bpb.de/politik/innenpolitik/gesundheitspolitik/72991/funktionsweise-des-gesundheitsfonds?p=all (Zugriff: 06.10.2016).

Gerlinger T, Röber M. Die Organisation und Finanzierung der Pflegeversicherung. Dossier Gesundheitspolitik 08.09.2014. URL: http://www.bpb.de/politik/innenpolitik/gesundheitspolitik/72824/organisation-und-finanzierung?p=all (Zugriff: 08.11.2016).

GKV-Spitzenverband. Expertenstandards nach § 113 a SGB XI. Stand: 28.04.2015. URL: https://www.gkv-spitzenver-band.de/pflegeversicherung/qualitaet_in_der_pflege/expertenstandards/expertenstandards.jsp (Zugriff: 06.01.2017).

GKV-Spitzenverband. Krankenkassenliste. Stand: 08.11.2016. URL: https://www.gkv-spitzenverband.de/service/versicherten_service/krankenkassenliste/krankenkassen.jsp (Zugriff: 08.11.2016).

GKV-Spitzenverband. Indikatoren für Ergebnisqualität. Stand: 02.01.2017. URL: https://www.gkv-spitzenver-band.de/pflegeversicherung/qualitaet_in_der_pflege/indikatoren_fuer_ergebnisqualitaet/indikatoren_fuer_ergebnisqualitaet_1.jsp (Zugriff: 06.01.2017).

GKV-Spitzenverband, MDS. Qualitätsprüfungs-Richtlinien. Transparenzvereinbarung: Grundlagen der Qualitätsprüfungen nach den §§ 114 ff SGB XI in der stationären Pflege. Köln 2014. URL: https://www.gkv-spitzenver-band.de/media/dokumente/pflegeversicherung/richtlinien__vereinbarungen__formulare/transparenzvereinbarun-gen/pvts_neu_ab_2014_01_01stationaer/2014_Pflege_Pruefgrundlagen_stationaer.pdf (Zugriff: 12.01.2017).

Görres S, Roes M, Mittnacht B, Biehl M, Klün S. Strategien der Qualitätsentwicklung in Pflege und Betreuung. Genesis, Strukturen und künftige Ausrichtung der Qualitätsentwicklung in der Betreuung von Menschen mit Pflege- und Hilfsbedarf. Heidelberg: C.F. Müller Verlag 2006.

Graf J, Wallwiener D, Brucker SY, Simoes E. Pflegesysteme in Deutschland, Schweiz und Luxemburg im Vergleich: Herausforderungen für eine grenzüberschreitende Pflege. Das Gesundheitswesen 2017 (in Vorbereitung).

Grebe C, Brandenburg H. Resident Assessment Instrument. Anwendungsoptionen und Relevanz für Deutschland. Z Gerontol Geriat 2015; 48 (2): 105-113.

Grosskettler H. Soziale Sicherung. In: Backhaus JG, Wagner RE (Hrsg.). Handbook of Public Finance, Bd. 349. Münster: Volkswirtschaftliche Diskussionsbeiträge der Westfälischen

Wilhelms-Universität Münster 2003, S. 1-43. URL: http://www.wiwi.uni-muenster.de/institutsdaten/12/download/Publikationen/DB349.pdf (Zugriff: 10.10.2016).

Gruenberg EM. The failures of success. Milbank Mem Fund Q 1977; 55: 3-24.

Haberkern K, Brandt M. Intergenerationale und professionelle Unterstützung älterer Personen in Europa. WSI-Mitteilungen 2010; 4: 188-195.

Hackmann T, Moog S. Die Auswirkungen der steigenden Lebenserwartung auf die Prävalenz der Pflegebedürftigkeit in Deutschland. Zeitschrift für die gesamte Versicherungswissenschaft 2009; 98: 73-89.

Hallensleben J. Typologien von Pflegemodellen – Diskussion ihrer Nützlichkeit unter besonderer Berücksichtigung der Pflegemodelle von A. I. Meleis. Pflege & Gesellschaft 2003; 8 (2): 59-67.

Hasseler M. Der Begriff Pflegebedürftigkeit in der Diskussion – eine pflegewissenschaftliche Perspektive. In: Newsletter b-b-e 14.06.2007. URL: http://www.b-b-e.de/uploads/media/nl0712_hasseler.pdf (Zugriff: 31.10.2016).

Hasseler M. Heraus- und Anforderungen an eine systematische Qualitätsmessung und -berichterstattung in der Langzeitpflege. Vierteljahreshefte zur Wirtschaftsforschung 2014; 83: 67-85.

Hasseler M, Fünfstück M. Durchführung einer systematischen Literaturrecherche und Beschreibung von Kennzeichen/Merkmalen für die Qualität der pflegerischen Versorgung. In: Hasseler M, Stemmer R, Macsenaere M, Arnold J, Weidekamp-Maicher M (Hrsg.). Abschlussbericht. Entwicklung eines wissenschaftlich basierten Qualitätsverständnisses für die Pflege- und Lebensqualität. URL: https://www.gkv-spitzenver-band.de/media/dokumente/pflegeversicherung/qualitaet_in_der_pflege/wiss_qualitaetsversta endnis/2016-08-25_Abschlussbericht_wiss_Qualitaetsverstaendnis.pdf (Zugriff: 06.01.2017).

Hauer J, Schmidt E, Farin-Glattacker E. Jäckel WH. Erstellung einer Übersicht und Bewertung von Qualitätssiegeln und Zertifikaten in der deutschen Langzeitpflege. Abschlussbericht. Universitätsklinikum Freiburg, Abt. Qualitätsmanagement und Sozialmedizin (AQMS) 2011. URL: https://www.zqp.de/wp-content/uploads/Abschlussbericht_Uebersicht_Bewertung_Qualitaetssiegeln_Zertifikaten.pdf (Zugriff: 06.01.2017).

Herold EE. Theoretische und methodische Grundlagen für die ambulante Pflege. In: Helgard Brunen M, Herold S (Hrsg.). Ambulante Pflege. Die Pflege gesunder und kranker Menschen. Band 1. Hannover: Schlütersche GmbH & Co KG 2011, S. 58-207 (hier: Pflegequalität und Pflegstandards, S. 187ff.).

Höpflinger F. Angehörigenpflege – Bedeutung und Entwicklung. Managed Care 2004; 3: 4-6.

Höpflinger F. Demographischer und gesellschaftlicher Wandel des Alters und Folgen für die Pflege im Alter. Onlineressource, Stand: 03.04.2013. URL: http://www.hoepflinger.com/fhtop/WandelAlter-Pflege.pdf (Zugriff: 05.10.2016).

Höpflinger F, Bayer-Oglesby L, Zumbrunn A. Pflegebedürftigkeit und Langzeitpflege im Alter. Aktualisierte Szenarien für die Schweiz. Bern: Verlag Hans Huber 2011. URL: http://www.obsan.admin.ch/sites/default/files/publications/2015/2011_hh_pflegebed_d.pdf (Zugriff: 25.10.2016).

Horn A, Brause M, Schaeffer D, Büscher A. Gesundheitsförderung in der stationären Langzeitversorgung Teil I. Bielefeld: Veröffentlichungsreihe des Instituts für Pflegewissenschaft an der Universität Bielefeld 2010. URL: https://www.uni-bielefeld.de/gesundhw/ag6/downloads/ipw-143.pdf (Zugriff: 01.01.2017).

Indra P, Januth R, Cueni S. Krankenversicherung. In: Oggier W (Hrsg.): Gesundheitswesen Schweiz 2015-2017 - Eine aktuelle Übersicht. 5. Aufl. Bern: Hogrefe Verlag 2015, S. 217-241.

Isfort M. Professionelles Pflegehandeln. In: Menche N (Hrsg.). Pflege heute. Lehrbuch für Pflegeberufe. 5., vollständig überarbeitete Auflage. München: Urban&Fischer 2011, S. 20-40.

Jacobs K, Wasem J. Vier Jahre Gesundheitsfonds – ein Modell mit Zukunft? GGW 2013; 13 (1): 15-22.

Juchli L. Pflege. Praxis und Theorie der Gesundheits- und Krankenpflege. 7. Aufl. Stuttgart: Thieme 1994.

Kanzok I. Supervision: Grundlagen/Anwendungen in der Pflege. Studienbrief Hochschulverbund Distance Learning. Brandenburg 2011. URL: http://shop.aww-brandenburg.de/media/files_public/eoqjhkbvw/2-061-0134-3_D_Leseprobe.pdf (Zugriff: 07.02.2017).

Käpper K, Sirsch E, Strunk-Richter E. Pflegeprozesse gestalten, planen und dokumentieren. In: Käpper K (Hrsg.). Pflegemanagement in Altenpflegeeinrichtungen. 5. überarbeitete und erweiterte Auflage. Hannover: Schlütersche Verlagsgesellschaft mbH 2008, S. 133-184.

Kaufmann FX. Varianten des Wohlfahrtsstaates. Frankfurt am Main: Suhrkamp 2003, S. 34.

Kelleter H. Qualitätsindikatoren und Effekte zur Qualitätssicherung. Monitor Pflege 2015; 1 (3): 25-29.

Kniejska P. Begriffliche Klärungen von Alter, Pflegebedürftigkeit und Pflege. In: Kniejska P. Migrant Care Workers aus Polen in der häuslichen Pflege. Zwischen familiärer Nähe und beruflicher Distanz. Wiesbaden: Springer Fachmedien 2015, S. 24-28.

Kooij C van der. „Erlebnisorientierte Pflege" von Altersverwirrten. Pro Alter: Magazin des Kuratoriums Deutsche Altershilfe 1997; 30 (3): 29-32.

Kooij C van der. Ein Lächeln im Vorübergehen. Erlebensorientiert Pflegen mit Hilfe der Mäeutik. Bern: Hans Huber Verlag 2006.

Kraus M, Riedel M, Mot E, Willemé P, Röhrling G, Czypionka T. A typology of long-term care systems in Europe. ENEPRI Research Report No. 91. Brüssel: Centre for European Policy Studies 2010. URL: http://www.ancien-longtermcare.eu/sites/default/files/ENEPRIRRNo91TypologyofLTCSystemsinEurope.pdf (Zugriff: 26.10.2016).

Krohwinkel M. Fördernde Prozesspflege mit integrierten ABEDLs: Forschung, Theorie und Praxis. Bern: Hans Huber Verlag 2013.

Kroll LE, Ziese T. Kompression oder Expansion der Morbidität? In: Böhm K, Tesch-Römer C, Ziese T (Hrsg.). Gesundheit und Krankheit im Alter. Beiträge zur Gesundheitsberichterstattung des Bundes. Eine gemeinsame Veröffentlichung des Statistischen Bundesamtes des Deutschen Zentrums für Altersfragen und des Robert Koch Institutes. RKI, Berlin 2009, S. 105-112.

Komashie A, Mousavi A, Gore J. Quality management in healthcare and industry: A comparative review and emerging themes. Journal of Management History 2007; 13 (4): 359-370.

Korpi W, Palme J. The Paradox of Redistribution and Strategies of Equality: Welfare State Institutions, Inequality, and Poverty in the Western Countries. American Sociological Review 1998; 63(5): 661-687.

Kulesher R, Forrestal E. International models of health systems financing. J Hosp Adm 2014; 3 (4): 127-139.

Küpers WM. Qualität als philosophischer Begriff. In: Zollondz HD (Hrsg.). Lexikon Qualitätsmanagement. Handbuch des modernen Managements auf der Basis des Qualitätsmanagements. München, Wien: Oldenbourg Wissenschaftsverlag 2001, S. 843-857.

Lamura G, Chiatti C, Barbabella F, di Rosa M. Zweckorientierte Migrationspolitik gegen Fachkräftemangel in der Langzeitpflege. Synthesebericht Europäische Kommission. Luxemburg: 2014.

Leibold S. Wie organisiert man "gute Pflege"? : Bausteine zu einer Ethik ambulanter Pflegedienste. Freiburg im Breisgau: Lambertus-Verlag 2005.

Leichsenring K, Schulmann K, Gasior K. Gute Pflege aus Sicht der Beschäftigten Bedingungen, Ziele und Perspektiven der Qualitätsverbesserung in der Langzeitpflege. Wien 2015. URL: http://www.euro.centre.org/data/1453826077_93706.pdf (Zugriff: 14.01.2017).

Liebig A. Sozialversicherungsbeiträge 2016. URL: http://www.lohninfo.de/sozialversicherungsbeitraege2016.html (Zugriff: 05.11.2016).

Ludwig-Mayerhofer W. Signifikanztests (so) kurz (wie möglich) erklärt. Vorlesungsskript Universität Siegen. https://www.uni-siegen.de/phil/sozialwissenschaften/soziologie/mitarbeiter/ludwig-mayerhofer/statistik/statistik_downloads/signifikanztests.pdf (Zugriff: 07.01.2017).

Luger EM. Qualitätssicherung in der Pflege – europäischer und nationaler Kontext. WISO 2014; 37 (4): 75-90. URL: http://www.isw-linz.at/themen/dbdocs/LF_Luger_4_14.pdf (Zugriff: 17.01.2017).

Luhmann N. Politische Theorie im Wohlfahrtsstaat. München, Wien: Olzog-Verlag 1981, S. 7.

Mäder U. Schweiz: Wohlstandstyp. In: Porsche-Ludwig M, Bellers J, Gieler W (Hrsg.). Handbuch Europäischer Sozialpolitiken. Münster: LIT Verlag 2014, S. 182-185.

Marjoua Y, Bozic KJ. Brief history of quality movement in US healthcare. Current Reviews in Musculoskeletal Medicine. 2012; 5 (4): 265-273. doi:10.1007/s12178-012-9137-8.

Matolycz E. Das Psychobiographische Pflegemodell nach Erwin Böhm. In: Ders. Pflege von alten Menschen. Berlin, Heidelberg: Springer Verlag 2016, S. 235-239.

McPake, B., Kumaranayake, L., Normand, C. E. Health economics: An international perspective. New York: Routledge 2002.

MDS. Grundlagen der MDK-Qualitätsprüfungen in der ambulanten Pflege (Richtlinien /Erhebungsbogen / MDK-Anleitungen: Grundlagen der Begutachtung). Köln 2005. URL: http://www.mdk.de/media/pdf/MDK-Pruefgrundlagen_ambulant.pdf (Zugriff: 12.01.2017).

MDS. Qualität in der ambulanten und stationären Pflege. 4. Qualitätsbericht des MDS nach §114a, Abs. 6 SGB XI. Köln 2014. URL: http://www.mdk.de/media/pdf/MDS_Vierter__Pflege_Qualitaetsbericht.pdf.pdf (Zugriff: 13.01.2017).

MDS. Fragen und Antworten zum neuen Pflegebedürftigkeitsbegriff. URL: https://www.pflegebegutachtung.de/uploads/media/downloads/MDS-Fragen_und_Antworten_Neuer_Pflegebeduerftigkeitsbegriff.pdf (Zugriff: 15.01.2017).

Minas R. Sozialpolitik im europäischen Vergleich. Berlin: Friedrich-Ebert-Stiftung 2010. URL: http://library.fes.de/pdf-files/id/ipa/07494.pdf (Zugriff: 20.10.2016).

Mißfeld M. Liste mit PKV-Anbietern in Deutschland. Stand: 2016. URL: http://www.pkv-gesundheit.de/pkv-vergleich/pkv-deutschland-liste.php (Zugriff: 30.10.2016).

Moers M, Schiemann D. Expertenstandards in der Pflege. Vorgehensweise des Deutschen Netzwerks für Qualitätsentwicklung in der Pflege (DNQP) und Nutzen für die Praxis. Pflege & Gesellschaft 2004; 9 (3): 75-78.

Müller H. Arbeitsorganisation in der Altenpflege: Ein Beitrag zur Qualitätsentwicklung und Qualitätssicherung. 3. Auflage. Augsburg: Schlütersche Verlagsgesellschaft mbH 2008, Kap. „Theoriegeleitetes Arbeiten", S. 52–54.

Müller L, Petzold HG, Schreiter-Gasser U. Supervision in gerontologischen Einrichtungen und Diensten – Eine empirischen Erkundung in klinischen und sozialen Einrichtungen für alte Menschen in der Schweiz. Integrative Therapie 2005; 1-2: 181-214.

Nagel E (Hrsg.). Das Gesundheitswesen in Deutschland. Struktur, Leistungen, Weiterentwicklungen. Köln: Deutscher Ärzte-Verlag 2007, S. 65-118.

Neubauer C. Pflegekosten. URL: http://www.pflegestufen.org/pflegekosten/ (Zugriff: 10.11.2016).

Nold V. Krankenversicherer. In: Oggier W (Hrsg.). Gesundheitswesen Schweiz 2015-2017 - Eine aktuelle Übersicht. 5. Aufl. Bern: Hogrefe Verlag 2015, S. 205-216.

Nowossadeck S. Demografischer Wandel, Pflegebedürftige und der künftige Bedarf an Pflegekräften. Eine Übersicht. Bundesgesundheitsblatt – Gesundheitsforschung – Gesundheitsschutz 2013; 56 (8): 1040-1047.

OECD. Health at a Glance 2013: OECD indicators. Paris: OECD Publishing 2013. URL: https://www.oecd.org/els/health-systems/Health-at-a-Glance-2013.pdf (Zugriff: 05.06.2016).

OECD. Health at a Glance 2015: OECD Indicators. Paris: OECD Publishing 2015. URL: http://www.keepeek.com/Digital-Asset-Management/oecd/social-issues-migration-health/health-at-a-glance-2015_health_glance-2015-en#page4 (Zugriff: 10.10.2016).

Oschmiansky F, Kühl J: Wohlfahrtsstaatliche Grundmodelle, Dossier Bundeszentrale für politische Bildung, 2010. URL: http://www.bpb.de/politik/innenpolitik/arbeitsmarktpolitik/55072/wohlfahrtsstaatliche-grundmodelle?p=all (Zugriff: 10.10.2016).

Ovretveit J. Would it work for us? Learning from quality improvement in Europe and beyond. Jt Comm J Qual Improv. 1997; 23 (1): 7-22.

Österle A. Long-term care financing in central eastern Europe. In: Costa-Font J, Courbage C (Hrsg.). Financing long-term care in Europe. Institutions, markets and models. Hampshire: Palgrave Macmillan 2012, S. 236-253.

Pestieau P, Ponthière G. Long-term care insurance puzzle. In: Costa-Font J, Courbage C (Hrsg.). Financing long-term care in Europe. Institutions, markets and Mmodels. Hampshire: Palgrave Macmillan 2012, S. 41-52.

Piechotta B. PsyQM. Qualitätsmanagement für psychotherapeutische Praxen. Berlin, Heidelberg, Springer Medizin-Verlag 2008.

Portenier L, Bischoff A, Schwendimann R, Barth AR, Spirig R. Pflege. In: Oggier W (Hrsg.): Gesundheitswesen Schweiz 2015-2017 - Eine aktuelle Übersicht. 5. Aufl. Bern: Hogrefe Verlag 2015, S. 295-310.

Q-Sys AG. Resident Assessment Instrument RAI/RUG. Kurzdokumentation. Überarbeiteter Auszug aus RAI-Handbuch Version 2.0. URL: http://www.qsys.ch/dwl/rai_kdok.pdf (Zugriff: 15.11.2016).

Riedel H. Private Compulsory Long-term Care Insurance in Germany. The Geneva Papers on Risk and Insurance Issues and Practice 2003; 28 (2): 275-293.

RKI (Robert Koch Institut). Welche Auswirkungen hat der demographische Wandel auf Gesundheit und Gesundheitsversorgung? In: RKI. Gesundheit in Deutschland. Gesundheitsberichterstattung des Bundes. Gemeinsam getragen von RKI und Destatis. Berlin 2015, S. 432-455. URL: http://www.rki.de/DE/Content/Gesundheitsmonitoring/Gesundheitsberichterstattung/GesInDtl d/gesundheit_in_deutschland_2015.pdf?__blob=publicationFile (Zugriff: 15.10.2016).

Robertson R, Gregory S, Jabbal J. The social care and health systems of nine countries. Backround paper, commission on the future of health and social care in England 2013. URL: https://www.kingsfund.org.uk/sites/files/kf/media/commission-background-paper-social-care-health-system-other-countries.pdf (Zugriff: 08.11.2016).

Rohwer A. Bismarck vs. Beveridge: Ein Vergleich von Sozialversicherungssystemen in Europa. Ifo Schnelldienst 2008; 61 (21): 26-29.

Rothgang H, Müller R, Unger R. Themenreport Pflege 2030: Was ist zu erwarten – was ist zu tun? Gütersloh: Bertelsmann Stiftung 2012.

Rothgang H, Unger R. Forschungsbericht zum FNA-Projekt „Auswirkungen einer informellen Pflegetätigkeit auf das Alterssicherungsniveau von Frauen". Deutsche Rentenversicherung Bund 2013, Heft 4. URL: http://www.sozialpolitik-aktuell.de/tl_files/sozialpolitik-aktuell/_Kontrovers/Pflegereform/FNA-Journal%202013-04.pdf (10.11.2016).

Rüegger H. Personalnotstand in der Langzeitpflege. Eine Sekundäranalyse vorliegender Texte. Zollikerberg/ CH: 2010. URL: https://www.curaviva.ch/files/UOR6Q25/Sekundaeranalyse-zum-Pflegenotstand-in-der-Langzeitpflege.pdf (Zugriff: 15.01.2017).

Schiemann D, Moers M, Büscher A. Qualitätsentwicklung in der Pflege: Konzepte, Methoden und Instrumente. Stuttgart: Kohlhammer Verlag 2014.

Schmid J. Wohlfahrtstaat. In: Nohlen D, Schultze RO (Hrsg.). Lexikon der Politikwissenschaft. Theorien, Methoden, Begriffe, Band 2; 3. Auflage. München: Verlag C.H. Beck 2005, S. 1162-1167.

Schmidt MG. Sozialpolitik in Deutschland. Historische Entwicklung und internationaler Vergleich. 3. Auflage. Wiesbaden: VS Verlag für Sozialwissenschaften 2005.

Schmidt S. Das QM-Handbuch. Qualitätsmanagement für die ambulante Pflege. 3., aktualisierte und erweiterte Auflage. Berlin, Heidelberg: Springer-Verlag 2016.

Schneekloth U, Wahl H. Möglichkeiten und Grenzen selbständiger Lebensführung in privaten Haushalten (MuG III) : Repräsentativbefunde und Vertiefungsstudien zu häuslichen Pflegearrangements, Demenz und professionellen Versorgungsangeboten; integrierter Abschlussbericht. Berlin: Bundesministerium für Familie, Senioren, Frauen und Jugend 2005.

Schneider U. Informelle Pflege aus ökonomischer Sicht. ZSR 2006; 52 (4): 493-520.

Schneider G, Geiger IK, Scheuring J. Prozess- und Qualitätsmanagement. Grundlagen der Prozessgestaltung und Qualitätsverbesserung mit zahlreichen Beispielen, Repetionsfragen und Antworten. Zürich: Compendio Bildungsmedien AG 2008, S. 21.

Schön-Bühlmann J. Unbezahlte Pflegeleistungen von Privatpersonen und –haushalten. Soziale Sicherheit CHSS 2005; 5: 274-280.

Schrappe M. Qualität in der Gesundheitsversorgung. In: Lauterbach KW, Schrappe M (Hrsg.). Gesundheitsökonomie, Qualitätsmanagement und Evidence-based Medicine. 2. Auflage. Stuttgart, New York: Schattauer Verlag 2004, S. 267-276.

Schubert K, Klein M. Soziale Sicherung. Das Politiklexikon. 6., aktual. u. erw. Aufl. Bonn: Dietz 2016. Lizenzausgabe Bonn: Bundeszentrale für politische Bildung. URL: http://www.bpb.de/nachschlagen/lexika/politiklexikon/18226/soziale-sicherung (Zugriff: 05.11.2016).

Schulz E. The long-term care system for the elderly in Germany. ENEPRI Research Report 2010; 78. URL: http://www.ancien-longtermcare.eu/sites/default/files/ENEPRI%20_ANCIEN_%20RRNo78Germany.pdf (Zugriff: 31.10.2016).

Schulz E. Pflegesysteme in Europa. KrV Kranken- und Pflegeversicherung. Rechtspraxis im Gesundheitswesen 2011; 2: 36-40.

Schulz E, Geyer J. Pflegebedarfe und Pflegesettings – Ein Vergleich formeller und informeller Pflege in ausgewählten europäischen Ländern. Vierteljahreshefte für Wirtschaftsforschung 2014; 83 (4): 137-157.

Schut FT, van den Berg F. Long-term care insurance in the Netherlands. In: In: Costa-Font J, Courbage C (Hrsg.). Financing long-term care in Europe. Institutions, markets and models. Hampshire: Palgrave Macmillan 2012, S. 103-124.

Simoes E, Zisselsberger G, Schmahl FW. Qualitätstransparenz und Vertrauensbildung in der grenzüberschreitenden Gesundheitsversorgung. Implikationen einer ersten länderübergreifenden Qualitätserhebung im Rahmen des Pilotprojektes „Grenzüberschreitende Gesundheitsversorgung Deutschland/ Schweiz" Arbeitsmed. Sozialmed. Umweltmed. 2010; 45 (1): 19-24.

Simoes E. Frauen in informeller Pflegeverpflichtung. In: Gaertner T et al. (Hrsg.). Die Pflegeversicherung. Handbuch zur Begutachtung, Qualitätsprüfung, Beratung und Fortbildung. 3. Aufl. Berlin/Boston: Walter de Gruyter 2013, S. 524-544.

Simoes E, Wallwiener D, Ueding E, Münnich R, Brucker SY. Gesundheit von Frauen in Sorgeverpflichtung. Geburtsh Frauenheilk 2014; 74 (1): 28-32.

Simoes E, Ueding E, Graf J, Sokolov A, Mohr S, Brucker S, Kühn A, Krause JB, Münnich R. Schlussbericht «Pflege und Pflegebedürftigkeit als gesamtgesellschaftliche Aufgabe – Wo tickt die Uhr?» Eine grenzüberschreitende Studie im Rahmen der Zusammenarbeit Deutschland-Schweiz im Gesundheitswesen. Tübingen u.a. 2016a. URL: http://www.uni-frauenklinik-tuebingen.de/Forschungsinstitut.html (Zugriff: 01.06.2016).

Simoes E, Münnich RT, Ueding E, Kühn A, Graf J, Krause J, Sokolov A, Mohr S, Brucker SY. Pflege und Pflegebedürftigkeit als gesamtgesellschaftliche Aufgabe. Schriften zur grenzüberschreitenden Zusammenarbeit. Band 12. Zürich/ St. Gallen: Dike Verlag und Baden-Baden: Nomos Verlag 2016b.

Simon M, Schmidt SG, Schwab CGG, Hasselhorn HM, Bartholomeyzcik S. Messung der Pflegequalität in der Langzeitpflege. Eine vergleichende Analyse von Pflegetransparenzkriterien, bewohnerbezogenen Indikatoren und Beurteilungen der Mitarbeiter. Bundesgesundheitsblatt - Gesundheitsforschung – Gesundheitsschutz 2013; 56 (8): 1088-1097.

Simonet, D. Healthcare reforms and cost reduction strategies in Europe: the cases of Germany, UK, Switzerland, Italy and France. International Journal of Health Care Quality Assurance. 2010; 23(5): 470-488.

Sommerbauer S. Das Pflegemodell nach Dorothea Orem. Österreichische Pflegezeitschrift 2003; 8-9: 36-39.

Sozialverband VdK e.V. Gemeinsame Presseinfo Pflegeversicherung. 2013. URL: http://www.vdk.de/kv-tettnangbodensee/ID89825 (Zugriff: 10.10.2016).

Springer Gabler Verlag (Hrsg.): Gabler Wirtschaftslexikon, Stichwort: Qualitätssicherung. URL: 35/Archiv/57713/qualitaetssicherung-v5.html (Zugriff am 10.10.2016).

SSR (Schweizerischer Seniorenrat). SSR-Bericht über die Qualität in der Langzeitpflege. Ittigen 2007. URL: http://www.ssr-csa.ch/uploads/media/Empfehlungen_des_SSR_zur_Qualit%C3%A4t_der_Langzeitpflege_-_Bericht.pdf (Zugriff. 01.11.2016).

Statistisches Bundesamt. Auswirkungen auf Krankenhausbehandlungen und Pflegebedürftige im Bund und in den Ländern. Wiesbaden 2008. URL: https://www.destatis.de/DE/Publikationen/Thematisch/Bevoelkerung/DemografischerWandel/KrankenhausbehandlungPflegebeduerftige5871102089004.pdf?__blob=publicationFile (Zugriff: 03.10.2016).

Statistisches Bundesamt. Bevölkerung Deutschlands bis 2060. 13. koordinierte Bevölkerungsvorausberechnung. Wiesbaden 2015. URL: https://www.destatis.de/DE/Publikationen/Thematisch/Bevoelkerung/VorausberechnungBevoelkerung/BevoelkerungDeutschland2060Presse5124204159004.pdf?__blob=publicationFile (Zugriff: 31.10.2016).

Statistisches Bundesamt. Geburtenziffer 2015: Erstmals seit 33 Jahren bei 1,50 Kindern je Frau. Pressemitteilung 17.10.2016. URL: https://www.destatis.de/DE/PresseService/Presse/Pressemitteilungen/2016/10/PD16_373_126.html;jsessionid=15B7256E384AEFE95775A00ACEE4A2BD.cae3 (Zugriff: 03.01.2017).

Statistisches Bundesamt. Pflegestatistik 2015. Pflege im Rahmen der Pflegeversicherung. Deutschlandergebnisse. Wiesbaden 2017. URL:

https://www.destatis.de/DE/Publikationen/Thematisch/Gesundheit/Pflege/PflegeDeutschland
ergebnisse5224001159004.pdf?__blob=publicationFile (Zugriff: 25.01.2017).

Statistisches Landesamt Baden-Württemberg. Pflegebedürftige in Baden-Württemberg. Mögliche Entwicklung bis 2030 bzw. 2050. Stuttgart 2016. URL: http://www.statistik.baden-wuerttemberg.de/Service/Veroeff/Statistik_AKTUELL/803416002.pdf (Zugriff: 20.10.2016).

Stolleis M. Geschichte des Sozialrechts in Deutschland: ein Abriß. Stuttgart: Lucius & Lucius 2003, S. 36-109.

Stroka M, Linder R. Informelle Pflege und Arbeitsmarktpartizipation. RWI Materialien 100. Essen 2016. URL: http://www.rwi-essen.de/media/content/pages/publikationen/rwi-materialien/rwi-materialien_100.pdf (Zugriff: 10.10.2016).

SVA Basel-Landschaft. Ergänzungsleistungen zur AHV und Hilflosenentschädigung der AHV. Stand: Oktober 2015. URL: https://www.sva-bl.ch/fileadmin/user_upload/pdf/Merkbl%C3%A4tter/Merkblatt_HE_der_AHV_f%C3%BCr_A PH_versicherte_Personen_2015_10.pdf (Zugriff: 12.11.2016).

Techniker Krankenkasse. Bewertung der Pflegegrade. Stand: 15.08.2016. URL: https://www.tk.de/tk/tk-pflegeversicherung/antrag-stellen-pflegegrad-ermitteln/hintergrund-bewertung-pflegegrad/907744 (Zugriff: 08.11.2016).

Trachte F, Sperlich S, Geyer S. Kompression oder Expansion der Morbidität? Entwicklung der Gesundheit in der älteren Bevölkerung. Z Gerontol Geriat (2015) 48 (3): 255-262.

Trukeschitz B. Worauf es letztlich ankommt. Ergebnisqualität in der Langzeitpflege und –betreuung. Kurswechsel 2011; 4: 22-35.

Uhl A. Qualitätsentwicklung sozialer und gesundheitlicher Dienste für Menschen mit Pflege- und Betreuungsbedarf. Delphi-Konsensusprozess zur Entwicklung eines Qualitätsprofils der ambulanten pflegerischen Versorgung. Münster, Berlin: LIT-Verlag 2008.

Vdek - die Ersatzkassen. Pflegeleistungen ab 2017. URL: https://www.vdek.com/vertragspartner/Pflegeversicherung/pflegeleistungen-2017.html (Zugriff: 08.11.2016).

VDK. „Merkzeichen für behinderte Menschen". Bedeutung und Auswirkungen. VDK Infodienst 2007; 24. URL: http://www.vdk.de/kv-soemmerda/mime/00053250D1208623832.pdf (Zugriff: 04.01.2017).

Wallace LS. A View of Health Care Around the World. Ann Fam Med. 2013; 11(1): 84.

Welling K. Der person-zentrierte Ansatz von Tom Kitwood – ein bedeutender Bezugsrahmen für die Pflege von Menschen mit Demenz. Unterricht Pflege 2004; 9 (5): 1-12. URL: http://www.prodos-verlag.de/pdf/personzentrierung_kitwood_0070.pdf (Zugriff: 07.02.2017).

Wendt C. Mapping European healthcare systems: a comparative analysis of financing, service provision and access to healthcare. Journal of European Social Policy 2009; 19 (5): 432-445.

Wendt C, Frisina L, Rothgang H. Healthcare System Types: A Conceptual Framework for Comparison. Social Policy & Administration 2009; 43 (1): 70-90.

Wicki M. Soziale Sicherung in der Schweiz: Ein europäischer Sonderfall? In: Kraus K, Geisen T. (Hrsg.). Sozialstaat in Europa: Geschichte, Entwicklung, Perspektiven. Wiesbaden: VS Verlag für Sozialwissenschaften 2001, S. 249-272.

Wieteck P. Validitätsprüfung ausgewählter Bestandteile der ENP® (European Nursing care Pathways). ENP® – ein Instrument zur prozessorientierten, fallbezogenen und handlungsbegründenden Pflegeprozessdokumentation. Dissertation Universität Witten/Herdecke 2007.

Wild F. Die Pflegefinanzierung und die Pflegeausgaben im internationalen Vergleich. WIP Diskussionspapier 2010; 2. URL: http://www.wip-pkv.de/uploads/tx_nppresscenter/Pflegeausgaben_im_internationalen_Vergleich.pdf (Zugriff: 22.10.2016).

Wu AW, Johansen KS. Lessons from Europe on quality improvement: report on the Velen Castle WHO meeting. Jt Comm J Qual Improv. 1999; 25 (6): 316-29.

Wurm S, Berner F, Tesch-Römer C. Altersbilder im Wandel. APuZ 2013; 63 (4-5): 3-8.

Anhang
Fragebogen

Tabelle 8: Fragebogen zum einrichtungsbezogenen Qualitätsmanagement

1. UM WELCHE FORM VON EINRICHTUNG DER PFLEGERISCHEN VERSORGUNG HANDELT ES SICH BEI IHRER EINRICHTUNG?

	Ambulante Einrichtung	Stationäre Einrichtung	Andere
	☐	☐	☐

Welche?

1.1 Besitzt ihre Einrichtung einen inhaltlichen Schwerpunkt in der Pflege (z.B. Demenz)?
    ☐ **Nein**   ☐ **Ja**   *Welchen?*

1.2 In welchem Land befindet sich Ihre Einrichtung?   ☐ Deutschland   ☐ Schweiz
1.3 Befindet sich die Einrichtung   ☐ in ländlichem   ☐ in städtischem Umfeld?

2. QUALITÄTSPOLITIK UND –STRATEGIE

	Nein	Ja	
2.1 Besteht ein Integrierter Qualitätsmanagement-Prozess bzw. eine kontinuierliche interne/externe Beratungs- und Organisationsentwicklung?	☐	☐	*Welche? (ggfs. Auswahl)*
2.2 An welchen Maßnahmen zur Bewertung der Qualität hat sich die Einrichtung beteiligt (Selbst- und Fremdbewertung nach EFQM, Zertifizierung nach DIN ISO o.a. Verfahren)? *Bitte benennen und gegebenenfalls kurz beschreiben*	☐	☐	
2.3 Welche Qualitätsprojekte wurden durchgeführt? *Bitte nennen Sie Projekttitel und Zielsetzung sowie den Zeitraum.*	☐	☐	
2.4 Hat Ihre Einrichtung ein Internes Qualitätsmanagement eingeführt und seit wann besteht dieses?	☐	☐	*Jahr*
2.5 Hat die Einrichtung eine(n) Qualitätsmanagement-Beauftragte(n) / Stabsstelle / Abteilung? *Bitte benennen (mit Anzahl der Mitarbeiter/-innen)*	☐	☐	*Anzahl der Mitarbeiter/-innen*

3. INTERNE QUALITÄTSSICHERNDE MAßNAHMEN
Welche Grundelemente und Instrumente des internen Qualitätsmanagements sind in der Einrichtung realisiert?

3.1 SICHERHEIT IN DER INSTITUTION
Welche?

	Nein	Ja	
Bestehen Expertenstandards in Ihrer Einrichtung?	☐	☐	

Wenn ja, zu welchen Themen?
3.1.1 Expertenstandards

	Nein	Ja	
➢ Dekubitusprophylaxe	☐	☐	
➢ Entlassungsmanagement	☐	☐	
➢ Schmerzmanagement	☐	☐	
➢ Sturzprophylaxe	☐	☐	
➢ Harninkontinenz	☐	☐	
➢ Chronische Wunden	☐	☐	
➢ Ernährungsmanagement	☐	☐	
3.1.2 Gibt es noch weitere Arten von Pflegestandards in Ihrer Institution?	☐	☐	*Welche?*

Pflege Konzepte / Modelle
3.1.3 Fließen in Ihre Einrichtung spezielle konzeptionelle Vorstellungen
in den pflegerischen Alltag mit ein?   ☐   ☐
Wenn ja welche?
3.1.4 Pflegekonzept mit dem Schwerpunkt auf Demenz

	Nein	Ja	
➢ Das psychobiographische Pflegemodell nach E. Böhm	☐	☐	
➢ Der personenzentrierte Ansatz nach T. Kitwood	☐	☐	
➢ Erlebensorientierte Pflege – mäeutischer Ansatz	☐	☐	
➢ Andere	☐	☐	*Welche?*

3.1.5 Weitere Pflegemodelle

	Nein	Ja
➢ Transkulturelle Pflege nach Leininger	☐	☐
	☐	☐

➢ Selbstpflegedefizitmodell nach Orem	☐	☐
➢ Aktivitäten und existenzielle Erfahrungen des Lebens nach Krohwinkel	☐	☐
➢ Aktivitäten des täglichen Lebens nach Juchli	☐	☐
➢ Andere			*Wel-che?*

Welche?
Regelung von Verantwortlichkeiten
Wie sind in Ihrem Haus Verantwortlichkeiten geregelt/dokumentiert?

3.1.6 Besteht ein Organigramm?	☐	☐

3.1.7 Gibt es Ablaufbeschreibungen? ☐ ☐
        Für alle Bereiche?
        Für einzelne Bereiche, welche?

Organisationsmanagement (z. B. Terminplanung, Datenschutz, Hygiene, Fluchtplan)

3.1.8 Gibt es eine standardisierte Terminplanung?	☐	☐
3.1.9 Bestehen schriftlich fixierte Datenschutzregelungen?	☐	☐
3.1.10 Haben Sie eine(n) Datenschutzbeauftragte(n)?	☐	☐
3.1.11 Gibt es einen verbindlichen Hygieneplan?	☐	☐
3.1.12 Existiert ein Fluchtplan?	☐	☐
3.1.13 Sind in jedem Bereich Fluchtpläne gut zugänglich?	☐	☐

Fuhrpark (nur für den ambulanten Dienst)
3.1.14 Besitzt Ihre Einrichtung Ersatzautos? ☐ ☐ *Wie viele?*
3.1.15 Welche weiteren Zertifizierungen (außer TÜV) werden durchgeführt?
        Von wem?
3.1.16 Wann wurde der letzte Erste-Hilfe-Kurs oder ein Notfalltraining in Ihrer Einrichtung durchge- *Was, wann ?*
führt?

Regelmäßige, strukturierte Teambesprechungen, regelmäßig tagende Kommissionen

3.1.17 Hygienekommission	☐	☐
3.1.18 Qualitätskommission	☐	☐
3.1.19 Andere	☐	☐

Wel-che?

Risikomanagement
3.1.20 Ist ein strukturiertes Beschwerdemanagement eingeführt? ☐ ☐
3.1.21 Sind Checklisten im Einsatz? ☐ ☐

	Nein	**Ja**	*Wel-che?*

Erkennen und Nutzen von Fehlern und Beinahefehlern zur Einleitung von Verbesserungsprozessen

3.1.22 Führen Sie Komplikationsstatistiken? ☐ ☐

3.1.23 Bestehen verbindliche Regelungen zum Umgang mit Komplikationen? ☐ ☐ *in welcher Form ?*

Notfallmanagement
3.1.24 Werden in Ihrem Haus regelmäßiges Reanimationstrainings durchgeführt? ☐ ☐

Dokumentation der Behandlungsverläufe und der Beratung
3.1.25 Bestehen interne Maßnahmen zur Sicherung der Dokumentationsqualität? ☐ ☐ *in welcher Form ?*

Qualitätsbezogene System- und Prozessanalyse
3.1.26 Führen Sie Qualitätsverbesserungsprojekte durch? ☐ ☐

Wenn ja, zu welchen Themen? (Bitte benennen Sie die 5 wichtigsten)

3.1.27 Besteht bei diesen eine systematisierte Dokumentation der Qualitätsziele und der ergriffenen Umsetzungsmaßnahmen?

	Nein	Ja
➤ European Nursing care Pathways (ENP)	☐	☐
➤ PDCA-Zyklus (Deming Zyklus)	☐	☐
➤ Sechsphasige Modell nach Fiechter und Meier	☐	☐
➤ Andere	☐	☐ Welche?

3.1.28 Besteht eine Dokumentation der systematischen Überprüfung der Zielerreichung (z. B. anhand von Indikatoren) und der erforderlichen Anpassung der Maßnahmen?   ☐   ☐

3.2. PATIENTENORIENTIERUNG / ANGEHOERIGENARBEIT

Nein   Ja

Patientenorientierung, Patientensicherheit, Patientenmitwirkung, Patienteninformation und –beratung / Angehörigenarbeit

3.2.1 Bieten Sie Patienten- / Angehörigeninformationen an?   ☐   ☐   *in welcher Form?*

3.2.2 Patientenzufriedenheitsbefragungen, nach Möglichkeit mit validierten Instrumenten?   ☐   ☐   *wie häufig / wann zuletzt?*

3.2.3 Bieten Sie Beratung für Angehörige an?   ☐   ☐

3.2.3 Bestehen Angehörigenzufriedenheitsbefragungen, nach Möglichkeit mit validierten Instrumenten?   ☐   ☐   *welche? (ggfs. Auswahl)?*

3.3. MITARBEITERORIENTIERUNG

Mitarbeiterorientierung (z. B. Arbeitsschutz, Fort- und Weiterbildung)

3.3.1 Bieten Sie systematische Aus-, Fort- und Weiterbildungsmaßnahmen an?   ☐   ☐
Welche Maßnahmen nehmen Sie wahr?
Berufsgruppenbezogene Angaben erbeten.   *welche? (ggfs. Auswahl)?*

3.3.2 Bieten Sie Arbeitsschutzmaßnahmen an?   ☐   ☐

3.3.3 Bestehen schriftlich ausgearbeitete Regelungen für die Einarbeitung neuer Mitarbeiter(innen)?   ☐   ☐

3.4 KOMMUNIKATION

Gestaltung von Kommunikationsprozessen (intern/extern) und Informationsmanagement

3.4.1 Führen Sie Fall-/Komplikations-/Planungsbesprechungen durch?   ☐   ☐

Welchen Rahmen bieten Sie für den berufsgruppenbezogenen / berufsgruppenübergreifenden Erfahrungsaustausch an?

3.4.2 Supervision   ☐   ☐
3.4.3 Fallsupervision   ☐   ☐
3.4.4 Teamsupervision   ☐   ☐

Nein   Ja

3.4.5 Bieten Sie an Ihrer Einrichtung Fortbildungsreihen an?   ☐   ☐

3.4.6 Bieten Sie Patientenseminare an?   ☐   ☐

3.4.7 Gestalten Sie wissenschaftliche Kongresse?   ☐   ☐

3.4.8 Durchführung / Beteiligung von / an wissenschaftlichen Studien   ☐   ☐

Qualitätszirkel
3.4.9 Wurden 2014 Qualitätszirkel durchgeführt? ☐ ☐

3.4.10 Wurden länderübergreifende Qualitätszirkel gestaltet? ☐ ☐

3.4.11 Wird die Qualitätszirkelarbeit strukturiert dokumentiert? ☐ ☐

4. EXTERN VERGLEICHENDE QUALITÄTSSICHERUNG
An welchen extern vergleichenden Qualitätssicherungmaßnahmen nehmen Sie mit ihrer Einrichtung teil?

BRD	SCHWEIZ	**Nein**	**Ja**

4.1 Besteht ein Versorgungsvertrag zwischen ihrer Einrichtung und den Pflegekassen (§ 72 SGB XI) ☐ ☐

4.2 Prüfung des Medizinischen Dienstes der Krankenkasse (§ 114 SGB XI)

   Wann zuletzt? ☐ ☐

4.3 Veröffentlichung der Ergebnisse (§115 Abs. 1 a SGB XI) ☐ ☐

		Nein	**Ja**

Wel-che?

4.4 an freiwilligen extern vergleichenden Qualitätssicherungsmaßnahmen ☐ ☐

4.5 an freiwilligen extern vergleichenden Qualitätssicherungsmaßnahmen ☐ ☐

4.6 Dafür: Zertifizierung   4.7 Dafür: Zertifizierung

Wenn ja, welche / durch wen?   Wenn ja, welche / durch wen?

5. AUSBLICK
5.1 Sind weitere Maßnahmen des internen und/oder externen Qualitätsmanagements aktuell in Entwicklung oder in der Planung? ☐ ☐
   (z.B. Risiko-Management, Personalentwicklungsmaßnahmen, laufende ext. Gutachten)

Bitte benennen und kurz beschreiben

5.2 Welche Aspekte der Qualitätssicherung wären für Sie in einer grenzüberschreitenden Zusammenarbeit im Pflegebereich besonders wichtig?

5.3 Welche Aspekte zur Qualität einer Einrichtung sollten nach Ihrer Einschätzung grenzüberschreitend (d.h. in beiden Ländern) öffentlich zugänglich sein?

Statistik

Tabelle 9: Ergebnisse der Häufigkeitsanalyse und der statistischen Tests

Frage	Deutschland (LKR Lörrach)		Schweiz (Kantone Basel-Stadt und Basel-Landschaft)		p-Wert
	Zustimmung	Ablehnung	Zustimmung	Ablehnung	
Form der Einrichtung					
Systemzuordnung	37% (n=23)		63% (n=40)		
Ambulante Einrichtung	48% (n=11)		33% (n=13)		
Stationäre Einrichtung	52% (n=12)		67% (n=27)		
Ländlich	47% (n=8)		56% (n=19)		
Städtisch	53% (n=9)		44% (n=15)		
Inhaltlicher Schwerpunkt?	16% (n=3)	84% (n=16)	53% (n=23)	47% (n=20)	**0,006**
Qualitätspolitik- und Strategie					
Integrierter Qualitätsmanagement-Prozess?	74% (n=17)	26% (n=6)	85% (n=36)	15% (n=6)	0,223
Internes QM?	81% (n=17)	19% (n=4)	85% (n=35)	15% (n=6)	0,655
QM-Beauftragter?	81% (n=17)	19% (n=4)	80% (n=34)	20% (n=9)	0,860
Bewertung der Qualität?	29% (n=6)	71% (n=15)	79% (n=30)	21% (n=8)	**< 0,001**
Qualitätsprojekte?	59% (n=10)	41% (n=7)	90% (n=28)	10% (n=3)	**0,01**
Interne qualitätssichernde Maßnahmen: Sicherheit					
Expertenstandards?	100% (n=23)	0	69% (n=27)	31% (n=12)	**0,003**
Konzeptionelle Vorstellungen?	65% (n=13)	35% (n=7)	82% (n=28)	18% (n=6)	0,188
Organigramm?	100% (n=23)	0	100% (n=43)	0	-
Ablaufbeschreibungen?	100% (n=23)	0	100% (n=43)	0	-
Hygieneplan?	100% (n=23)	0	98% (n=40)	2% (n=1)	-
Fluchtplan?	87% (n=20)	13% (n=3)	80% (n=32)	20% (n=8)	0,484
Standardisierte Terminplanung?	80% (n=16)	20% (n=4)	85% (n=23)	15% (n=6)	0,953
Fluchtpläne überall zugänglich?	87% (n=20)	13% (n=3)	76% (n=31)	24% (n=10)	0,279
Datenschutzrichtlinien?	91% (n=21)	9% (n=2)	78% (n=31)	22% (n=9)	0,165
Datenschutzbeauftragter?	43% (n=9)	57% (n=12)	29% (n=12)	71% (n=29)	0,285
Ersatzautos?	45% (n=7)	55% (n=8)	47% (n=13)	53% (n=15)	0,999
Weitere Zertifizierungen?	50% (n=8)	50% (n=8)	53% (n=19)	47% (n=16)	0,776
Regelmäßige Hygienekommissionen?	72%(n=13)	28% (n=5)	44% (n=16)	56% (n=20)	0,054
Regelmäßige Teamkommissionen?	86% (n=18)	14% (n=3)	63% (n=24)	37% (n=14)	0,067
Beschwerdemanagement?	100% (n=23)	0	73% (n=29)	27% (n=11)	**0,006**
Checklisten?	100% (n=23)	0	66% (n=27)	34% (n=14)	**0,002**
Komplikationsstatistiken?	50% (n=11)	50% (n=11)	33% (n=13)	67% (n=27)	0,176
Fehlermanagement?	59% (n=13)	41% (n=9)	41% (n=16)	59% (n=23)	0,175
Notfallmanagement?	59%(n=13)	41% (n=9)	18% (n=7)	82% (n=33)	**<0,0001**
Interne Maßnahmen zur Sicherung der Dokumentationsqualität?	83% (n=19)	17% (n=4)	90% (n=36)	10% (n=4)	0,396
Qualitätsverbesserungsprojekte?	73% (n=16)	27% (n=6)	82% (n=35)	18% (n=8)	0,121
Systematische Dokumentation der Qualitätsziele?	100% (n=22)	0	61% (n=22)	39% (n=14)	**<0,0001**
Dokumentation der Zielerreichung?	67% (n=14)	33% (n=7)	78% (n=32)	22% (n=9)	0,332
Interne qualitätssichernde					

Maßnahmen: Patienten-/ Angehörigenorientierung					
Patienten-/ Angehörigen-Informationen?	100% (n=23)	0	98% (n=40)	2% (n=1)	0,450
Patientenzufriedenheits-Beratungen?	87% (n=20)	13% (n=3)	80% (n=33)	20% (n=8)	0,510
Angehörigen-Beratungen?	100% (n=23)	0	95% (n=39)	5% (n=2)	0,282
Angehörigen-Zufriedenheitsberatungen?	43% (n=10)	57% (n=13)	39% (n=16)	61% (n=25)	0,728
Interne qualitätssichernde Maßnahmen: Mitarbeiter-orientierung					
Systematische Aus-, Fort- und Weiterbildungsmaß-nahmen?	96% (n=22)	4% (n=1)	100% (n=41)	0	0,178
Arbeitsschutzmaßnah-men?	100% (n=21)	0	90% (n=35)	10% (n=4)	0,129
Regelungen für die Einar-beitung neuer Mitarbeiter?	96% (n=22)	4% (n=1)	93% (n=37)	7% (n=3)	0,621
Interne qualitätssich. Maß-nahmen: Kommunikation					
Fall-/Komplikations-/Planungsbesprechungen?	91% (n=21)	9% (n=2)	95% (n=38)	5% (n=2)	0,562
Supervision?	28% (n=5)	72% (n=13)	43% (n=15)	57% (n=20)	0,283
Fallsupervision?	41% (n=7)	59% (n=10)	79% (n=31)	21% (n=8)	**0,005**
Teamsupervision?	45% (n=9)	55% (n=11)	64% (n=23)	36% (n=13)	0,171
Fortbildungsreihen?	74% (n=17)	26% (n=6)	58% (n=22)	42% (n=16)	0,207
Patientenseminare?	13% (n=3)	87% (n=20)	7% (n=3)	93% (n=37)	0,471
Wissenschaftliche Kon-gresse?	0	100% (n=23)	0	100% (n=40)	-
Wissenschaftliche Stu-dien?	23% (n=5)	77% (n=17)	22% (n=9)	78% (n=32)	0,944
Qualitätszirkel?	61% (n=14)	39% (n=9)	49% (n=20)	51% (n=21)	0,352
Länderübergreifende Qua-litätszirkel?	9% (n=2)	91% (n=21)	0	100% (n=38)	0,065
Strukturierte Dokumentati-on der Qualitätszirkel?	52% (n=12)	48% (n=11)	37% (n=14)	63% (n=24)	0,241
Extern vergleichende Qua-litätsicherung					
Versorgungsvertrag (BRD)?	100% (n=22)	0	93% (n=38)	7% (n=3)	0,194
MDK-Prüfung (BRD)?	95% (n=21)	5% (n=1)	68% (n=19)	32% (n=9)	**0,015**
Veröffentlichung der Er-gebnisse (BRD)?	96% (n=22)	4% (n=1)	8% (n=2)	92% (n=23)	**<0,0001**
Freiwillige externe Quali-tätssicherung?	22% (n=5)	78% (n=18)	64% (n=25)	36% (n=14)	**0,001**
Zertifizierung?	0	100% (n=21)	0	100% (n=34)	-
Ausblick					
Weitere QM-Maßnahmen in Planung/ Entwicklung?	50% (n=11)	50% (n=11)	59% (n=23)	41% (n=16)	0,498
Aspekte für grenzüber-schreit. Zusammenarbeit?	Offene Frage				
QM-Maßnahmen grenz-überschreitend zugäng-lich?	Offene Frage				

Printed in the United States
By Bookmasters

Printed in the United States
By Bookmasters